Ndezve Meso

By
Rumbi Chen

First paperback edition October 2023

Book design by Jerin Nusrat

ISBN 978-0-6457540-2-5 (paperback)
ISBN 978-0-6457540-3-2 (e-book)
ISBN 978-0-6457540-5-6 (audio)

www.rumbi-chen.com

Table of Contents

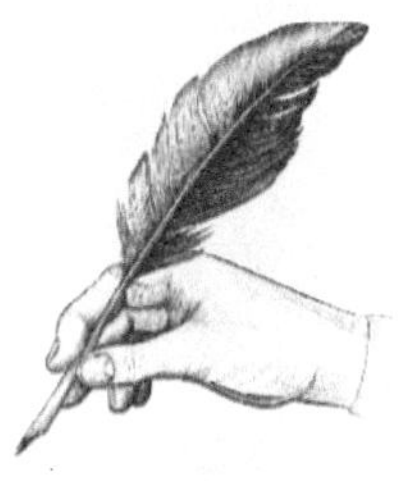

Background

Both users of substances and health workers (including volunteers) can better understand why users need help and how best to show empathy and reduce stigma (Prochaska et al., 2013).

Recovery from substance abuse is most effective in a supportive environment (Scannell, 2021).

Most studies show that users are sidelined and stereotyped even during recovery efforts by both their local communities and at some clinics (Zimbabwe Civil Liberties And Drug Network, 2021).

Research shows there is low motivation for users to seek treatment to avoid intrusive questioning (Nyashanu., et al, 2023).

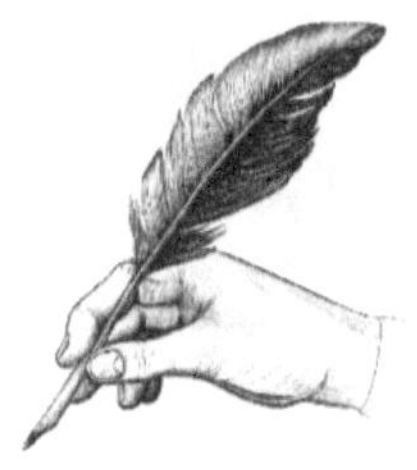

Acknowledgments

I would like to extend my heartfelt gratitude to the following individuals and organisations who contributed directly and indirectly to this work for believing in the importance of addressing the issue of drug abuse through literature.

My family, for their unwavering love and support throughout this journey. Your belief in me and my work has been my greatest motivation.

Mr Muusha, JSmoker, Emms, Norman Jesinawo, Tinzi, Mr Dube, Dr. Sora,Marsa, Aunty Lucia, Zahira, @Pope, Mr Phiri, Tony Friday (Nani app), CuePixels Photography and Mambakwedza Talent Network (MTN), my friends and beta readers, who provided invaluable feedback and encouragement. Your insights and enthusiasm were instrumental in shaping this story.

The brave individuals who, on the condition of anonymity, shared their first-hand experiences with drug abuse and recovery. Your stories have lent authenticity to this narrative, and your willingness to speak up is a testament to your resilience.

Finally, I would like to express appreciation to all those who work tirelessly to combat drug abuse and support individuals and families affected by addiction.

With gratitude,
Rumbi Chen

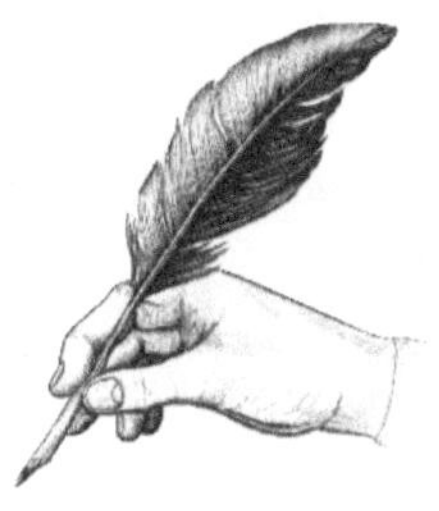

Chapter 1

"Ndimi makauraya,
Ndimi makauraya, hazvina mhosva, pahukama"

Mhururu kwetsu, manja achirohwa, ukuwo huruva togo mudenga, vatambi vachitsika jaivhi mudariro. Kuzoti ngoma yainge yakabatwa naJah Ngide, yaiita seichataura.

"Nedzino fudza mbada idzi bhoyizi. Akita mudhara Damba. Pasi panodya heyi," rakadaro rimwe jaya richibata maoko.

Mumwewo akadairira, "Damba abirira gemhu racho wena. Vamwe vati mabasa etumbwa ese iwaya. Ibvai madzidza, senge iwewe. Idoro ripi rakadaro rinobvarura chitaka kuchiita mapepa *two minutes*. Inwai mega tumbwa twenyu. Ndotenga hangu Chigubhu."

"Ndimi makauraya hazvina mhosva," vaimbi vakaenderera mberi.

"Iwe imbwa iwe, ungabva washamira mugotsi mangu?" Akadaro Evans achivhizungura Garikai.

Garikai akasandudzira Evans nekutokunga chibhakera ndiye chematsenganzungu vhizunu. Evans akati wondondo kwakadaro uko bvaagamwa nemhitsa yaiva pagedhi.

"Idhudhu wena nhai," vamwe vakadeedzera muchaunga. Zvekuti vaiva panhamo zvakasendekwa vakomana vounganira hovhiyo.

"Nhamo ine nharo mwachewe, vaitweiko vana ava? Ipapa vakaparara," vakadaro ambuya vaigezesa vanhu maoko vachidzungudza musoro.

* * *

Garikai akakura achida basa rekutekenya mimhanzi semamwe maDJ aiva nemukurumbira vaaigaronzwa pawairesi vanosanganisira Kudzi Marudza, Pashoma Simon, Tich Mataz, Davies Mugadza, Tony Friday, Ambuya Mlambo, Bridget Gavanga naSimon Parkinson. Mukomana aiwanzofarira zvikamu zvemangwanani senge nguva yeJarzin kuRadio 2 nezvikamu zveparudziyakamwe uye zvikamu zvaairambidzwa kuteerera zvepakati pehusiku seChakafukidza. Akawanikidzwa katatu achiteerera chirongwa chevakuru ichi nekuti setswa dzaimukurira. Pwati zvake achikanganwa kuti aiva mbabvha yakahwanda. Idzo nyadzi chitaurirwa. Akazosvika pachikamu chekubvuma kuti chirongwa chaisava nezera naye. Akatobheja kuti nguva yake ichasvika yekuita zvaanoda munhepfenyuro imomo.

Chimwe chaimuvaraidza kudandaura nziyo pamabiko achishevedzera saGodfather Templeman. Pekutanga aizviti Jah B uyo aizivikanwa nezita remadunhurirwa rekuti Bango. Akazosiya zita iri pakashaika Bango. Garikai aiva nechipo samare zvekuti mugore ra2007, Jah B pachake akamushevedza kupasa pasa kubhekiyadhi pati kuCanaan. Vakatena matebhuru vose rikava zuva guru. Svondo rose Garikai aifambira mumhepo zvekuti akapotsa padiki kubhururuka. Zenze tugu achitevedza maraini achizvipembedza. Chaiva chiitiko chikuru nekuti aingova nemakore gumi.

Padiki padiki aingoti, "makandinzwaka paya naBango kuCanaan? Ndazoremera migwagwa manje. Zvaizvezvi ndiri kupisa. Usadheerere." Aidaro achizvirova dundundu okwazisa nechibhakera achitambidzwa sando dzake.

"Sterio One International, *here I come*," aipedzisira nekudaro achiisa chibhakera pachipfuva obva asimudza ruoko rwacho mudenga.

Zvagara panoitwa chakanaka hapashaikwe vegodo. Kubva musi waakaridza kudhindindi naJah B, Garikai akazvivimbisa kuti ndiro basa raaizoita akura, achifadza mizera nemizera kuzorodza pfungwa dzavo sekuti nyika yakatakura kurema. Chaasina kunzwa varume vaizevezera vachiti, "totenda dzanwa mombe dzaswera nebenzi."

* * *

"Iwe huya pano," akadaro Garikai achinyemwerera neparutivi seasirikuda. *Skiri* iri aiziva kuti rainyatsobuditsa makomba epamatama ake obva aratidza mbichana mazino akati chechetere akati mburetetete nguva imwecheteyo. Ndochinhu chaaitemba nacho kutora moyo yevasikana vadiki kana madzimai ari mumba chaiwo. Iye aizviziva, kungoti ainge akazvionera pamhuno sefodya kuti maruva enyika haaperi, unoenda nemukondombera. Ainge aona kutambura kwakaita sekuru vake Tapureni avo vainge vodeedzwa nezita nemadunhurirwa rekuti Penny Dollar, ndava mari hayaizivana pavari, uye vachigona kuimwaya mumadhirezi. Chakazovabata chakapedzambudzi. Waiti ukaona vapedza twuvharo tutatu twerita rekokora waiwombera maoko. Vakazozorora vayaura.

Tendai akatsinzinyirira achisekera mudundundu. Haana kupindura ganyabvu yaaizivikanwa nayo kana vakomana vomunyaudza. Dzimwe nguva kwaisava kunetswa, kwaingova kutsvetsva semusikana anga ati samhukei. Chimiro chake chainge chakaumbikana zvinonwisa mvura uye zvakaenzerana ari mupamhi. Kumeso kwake aiva neganda redeko renzviru. Zvekuti aiva nehuso hwemhembwe waisazviona wateyewa nemaziso ainge nyimo dzakunguru netsiye dzainge dzechidhori Barbie. Kapuno kiwa kake kainakidza kutarisa nekuti kaibva kari kadiki kane poindi kozofenengara kunge anoputa bute. Akazotsamwa rimwe gore pamariro ava kunzi nevamwe amai vechikuru, avatambidzewo mudhombo ndiye akafitwa kuva nawo pamusana pemhuno dzake dzefodya.

Tendai akananaira achivheyesa mafere akananga kuna Garikai, uyo ainge awoma mate mukanwa ongodzvuta mvura.

"Ndipo hagi sha," mukomana akavhunza achitamba-nudza maoko.

"Ukwane wanzwa, ndati pane zvisvinu zva-wandideedzera ini. Handidi zvemahumbwe wanzwa, uzvi-bate," akaviruka nehasha musikana asi akaramba akamira.

Garikai haana kutambisa mukana, akaenderera mberi oti, "ko ndozvinei Tendi, ndakumbira zvakanaka wani?"

"Haasi wese anokumbira anopihwa, *remember that. Anyway*, okwacho."

Vaviri vakambundirana zveminiti imwechete kusvikira Tendai azvikatanura mumbundiro yainge namo. Garikai akanyemwerera achizvirova dundundu zvekubira zviya akapira Tendai gotsi. Nenguva isipi, akatora mukana uyu ndokuudengezera achibika nekupakura mazwi anotapira. Nanhasi zviriko zvekuti rinonyenga rinohwarara rinosimudza musoro rawana. Vaviri vakakurukura vakaneta kusvika vagara pachigoronga.

Tendai akapa Garikai kambama paruoko rwerudyi pedyo nepabendekete. Garikai ainge akasimbira mukati zvekuti chimhandara chakashamisika kubata mutepfenyu wemhasuru. Chakanyemwerera kunge munhu adhumhana nechumi chemadhora muhomwe yehembe yaakapedzisira kupfeka muchirimo. Garikai akanzwa manyukuku zvekuti chiriporipotyo ropa rake rakamhanya netsinga dzose richifashaira zvikuru sei kuchipfuva. Hana yake yakati tiba pamwechete nekuvhita maoko nenguva imwecheteyo. Kuri kuchikoro parondedzero ainyora chiitiko ichi sezuva raasingakanganwi. Zvaiita sekuti anga atopinda hake mukomana. Garikai akazodzidziuka ozvidzikamisa otura befu ndokutanga kutaura nezimhandara. Vaviri vakakurukura havo nyaya dzakasiyana siyana sevagari vemunharaunda imweyo. Tendai aigara padzimba dzakatarisana nechiteshi chemakombi nemabhazi. Aisiona Garikai misi mizhinji iye achitsvaira chivanze. Nhaurwa yavakaita musi uyo yakagumira munyaya dzemuchimana mavo asi Garikai akazhinya kunge mabhazi eBhuruwayo.

* * *

Mazuva akapindana ikava mwedzi. Chivhevhano pauviriviri chakatapira pakati paGarikai naTendai. Hangaiwa idzi dzainge dzongopengesana rudo ruchitsva. Vaviri vakange mbambo nembariro, izvo zvaigodora vakomana vakaita chinono cheingwe, nevasikana vaya vaimhemhaira pamberi paGarikai vachiti achavacheuka. Nguva haimirire munhu hamawe. Chinono chinengwe, bere rakadya richifamba. Ukainonokera Colgate, inofa kwako.

Nerimwe zuva muna Chivabvu, Tendai akananga kwanaGarikai runyanhiriri izvo zvakarovesa amai vake nehana kuti mwanasikana ainanga kupi mudova makadaro. Musikana akagogodza pafafitera remumba maivata mukomana wake. Muvakidzani amai Kamuchacha, pavakati meso ba panaTendai, vakabva vamushevedza.

"Ko ndiwe, warara seiko mwanangu?"

Vakadeedzera zvekuti Tendai akabva aisa muromo mumhuno achibata musoro. Kasati kawana adavira, Kamuchacha kakaenderera mberi, "kwakanaka here? Garikai anowanzomuka kuzviteni ikoko, ko—"

Tendai akakadimburira panzira, "dai pano paine gedhi taiwona nekukiwa kwaro kuti vanhu vachakarara. *Anyway*, matobika bota here?" akavhunza achivamezha kubva kutsoka kusvika kusokisi repfumburu raiva rakasungwa mumusoro.

"Hezvo, haushure!" kakafemereka kachipaumba nehasha, mhino dzakafenengara. Ziso rainge nhunguru zvino. Kamuchacha kakasvetuka kachipotsera chisukiso kwakadaro uko, ndokubata chiuno chinenge cheigo.

"Unezera neni iyewe kundivhunza zvebota? Ndamboda kuseka asi wakajaidzwa nambuya vako vakakurumura ne*stambo* wanzwa?" Kakadya magaka mambishi, mate oungana kumativi emuromo, uku izwi rapadenga kunge mupurisa wasabhuku ari kukokera musangano.

"Nhai mhamha, ndambotaura zvaTinashe Mugabe inini? Indava pfungwa kumhanya ikoko muchangomuka? Tendai akadaro achitsindira kupfipfinyika kwake.

"Ndiri kubvunzira vazukuru venyu anaTrish naMiguel kuti matovabikira poriji here seMuvhuro so?"

Tendai akasekera shungu, "asi mhamha mandinakidza mhoti."

Nguva yaaiseka haana kuona kuti ruzhinji rwemumba manaGarikai rwainge rwaungana pavheranda.

"Ruzha hanziiko kuseni kuno?" Amai vaGarikai vakabvunza vakagumbata maoko padumbu, vakapfekera magirazi pamhuno. Tendai akati zii achipa vakuru mukana wekutaura. Kamuchacha kakatora mukana uyu kusvotesa Tendai kachishoropodza kumukira kwake kumaraini. Kakavhunza kuti basa remumba ainge apedza here zvaaifamba nemaraini. Tendai akazotsanangura kuti Garikai anga asiri kudaira foni yake sezvo vanga vakawirirana kumukira kunotora zvimwe zvitupa. Garikai akapfuurwa nemikana yakawanda nemhaka yekushaya chitupa. Zvaiva zvakakosha kuti awane chimwe chitupa. Garikai akatsinhiria nyaya yaTendai akakumbira ruregerero rwekurarisa. Mai vaGarikai vakatenda Tendai chido chaakaratidza kumwanakomana wavo. Kamuchacha kakabva kati wundundu kashaya pekunyarira.

* * *

Kubvira musi wamukira Tendai kwana Garikai pakadarika mwedzi mitatu chete, Garikai bvaanoroora chimwe chake. Vakanobatanidzwa pamberi pesangano dzvene vakaita mabiko kumba. Baba vaGarikai vakafara chose kuti vanga vawana mwanasikana wavaishuvira makore ese aya. Pakava nemufaro wakawedzerwa mumhuri yose sezvo Tendai aiva munhu akabva kuvanhu. Hunhu hwake hwaizadza mukombe.

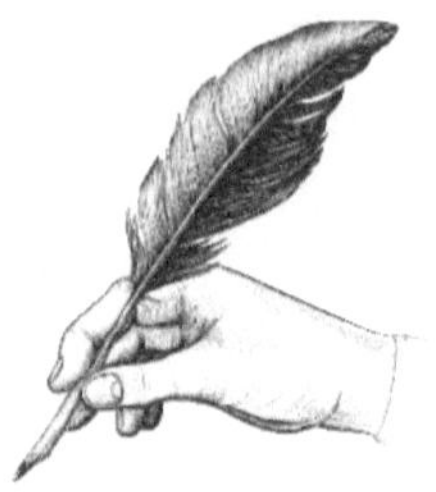

Chapter 2

Garikai akaita zvizuva achiridza nziyo dzaTobias Areketa na System Tazvida. Semunhu aida zvekuridza marekodhi, yaisava tsika yake kusimbirira nziyo kudaro.

"Ndinzwisisewo bhebhi wangu, ndirikuteerera vamwe ava kuti ndzidzidze zvakawanda," akaseka achidzingudza musoro.

"Inzwaka bhebhi, kuisa System handisi kuti mazuvano washata, kumufarira. Haasi madamikira aya," akatsanangura achimudhonzera kwaari neparutivi.

"Ndiwe wega mudzimai wangu, mai vetimu hombe. Handina kana kamunhu kandiri kumhanya nako ini. Sei uchigaira kudaro sha? Bvunza kana ani zvake. Foni yangu iyi tarisaka, kana uchiti ndonyepa." Tendai akapeta maoko achimupira gotsi.

"Iwe mwana waStembeni, urikutondiona sedzubvurandi nhai," akasekera godo Tendai achipfinyama.

"Tendi kani—"

"Haa ndoko, Pwendi, Pwendi chii chacho? Ita yaunoita. Tichabatana, bho zvekuti" akadaro achinanga kumusuwo. Garikai akaita zinhanho ndokumudhonzera mukati zvakare. Asina kumupa mukana wekuti bufu akabva amugama netsvodi.

"Ahh usandivhare, ndozviziva une twuma fomu 4 twako," akadaro achizvikatanura ndokunanga kumusuwo, achiti gonhi bwa.

* * *

Garikai kana twakakwidza aiwanzoimba achiti, "dzimba mbiri chete, dzimba mbiri chete, dzandakavenga, chipatara nejeri." Zvino nekubhoekana, Tendai akamuyechidza kuti tsoka dzake dzainge dzatonanga kuchipatara ikoko kana kujeri, sare kutonofushirwa kuMbudzi. Garikai akatanga kuzhinya semazuva ose asi paakaona chiso chemudzimai wake chakasungwa kwazvo, akabva ativa achipeta muswe. Akawaranura magumbeze ake kubva pasi paiivata ndokuwatutira pasi petafura. Tendai akamudzvokora bvaabuda hake. Tendai akazvituka achidziisira murume wake mvura yekugeza.

"Ndokugarira nhamo uku. Chandinofira pamafufu egonzo chii? Midzimu yakupa chironda hanzi nhunzi dzikudye shuwa. Garikai ndaimuyeva mazuva ake achidzidza kuPine Edgings School. Nhasi ave mashura kwandiri. Idambudzo chairo. Dai ndakabvuma zvangu Evans, pamwe ndiri paribho. Manje dai ndakaziva haitungamire. Hupenyu hwenherera hwakaoma ndabvuma," akatura befu.

Gogo Meza vainge vanzwa kuungudza kwake. Vakazengurira kumudaira bvavafamba nenhendeshure kuenda muimba yekutandarira. Vakamira pamukova vakatarisa mudenga ndokuita chiratidzo chemuchinjikwa. Vakananaira kudzokera kunaTendai vachiimba kambo kekuchechi kwavo. Tendai akabva acheuka, zvinova ndizvo zvavaida kuti asavhunduke kuti pamwe mashoko ake anzwikwa. Akavakwazisa nemufaro asi maziso ake ainge akajenga misodzi. Gogo vakamumbundira chinyararire. Papera chinguvana vakatanga kumusimbisa nemashoko akanyorova.

"Zvaunoona muzukuru, pasi rakatakura kurema uye rakatakurawo huchi. Nhamo ikakumomotera unogumirwa kusvika pakuti pako papera. Mambo vari kumusoro kudenga uko vane chinangwa newe," gogo vakachinjika ndokumutarisa, iye bvaatsikitsira.

Vakaenderera mberi vachiti, "zvakafanana nenyuchi, dzikaziva kuti urikutya, dzinokuita kanyama kanyama zvekuti unogona kuswera wafuga rako wega. Asi, nyuchi idzodzo zvakare, ndidzo dzatinomora huchi. Inhapitapi ka iyi? Naizvozvo waona kuti hupenyu hwedu hunenge nyuchi. Nguva yekuda kurumwa ngatisatyei, asi kushingaira kufunga zvinotisimbisa. Tomira semisamangwena. Nguva yehuchi, todya kwazvo takadekara. Hatingauraye nyuchi tichiti mangwana dzinogona kutiruma. Misi haifanani." Tendai akatenda gogo Meza nemutsa.

Gogo Meza pakukura kwavo vainge vari mutongi ku*kangaroo court* mumusha mukuru weMbare. Mazuva acho vaigara kumaJubheki Lines nokudaro vainge vaona zvakawanda sezvo nyaya dzaiuya kudare dzaiva hobho nemukarakata.

"Munhu wese ane chipayaniso chake, ikozvino Garikai ndiye chipayaniso chako. Akarumurwa kare, pamunyatso hachadzokerazve, angatova mashura padunhu. Mai vake hazviite kuti vamirizike panyaya dzake asi sekuti ndimai vanenge vaine shungu. Iwe naye muri vamwe. Handiti mufundisi wenyu akakubatanidzai musangano dzvene?" Tendai akagutsirira akatsikitsira.

"Garikai ipotsi yako, iwewewo uri potsi yake, mukufara nemukusuwa. Mukurwara nemukusimba. Chinzwaka, kana wazvitadza suma kuna amai vake. Isu tiripowo zvakare. Mwari uyu haasi benzi, wanzwa? Zvinopfuura izvi, hapana chisingaperi. Imimi vechidiki handiti munoti Musiki haadhakwe? Usazvikanganwe izvozvo. Rega ndinozambira mushana usati wavharwa nemukotapeya. Chando chacho

chirikufuridza," gogo Meza vakamubhabhadzira pabende-
kete vachibuda panze. Tendai akabva ananga kuimba yeku-
rara, uko akasvikoudza Garikai kuti manheru azodzokera
pamubhedha. Haana kumirira kupindurwa, akabva adzokera
kunotsvaira mumba.

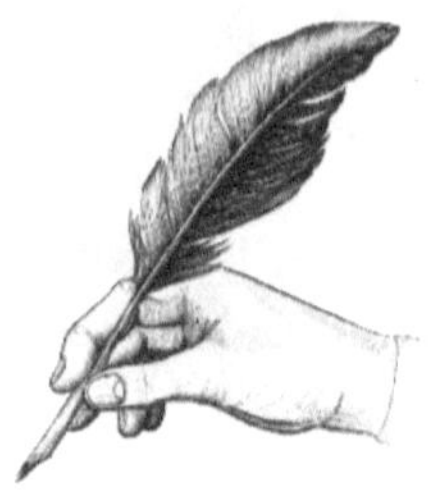

Chapter 3

Kuvhura kwakaita Evans mabhero kwaMhishi, kuMbare, paCopacabbana nekwaMutare paGomba kwakatapudza hurovha hwanga hwatekeshera muzvimana. Achitanga zvaiita sevakazvidzika, zvemhanga mhanga, vamwe vachiti akuda kutsvaga kutsotsa ruzhinji rweZimbabwe. Matikitivha akatombomutsoma achida kumugumha mari. Vazhinji vemuchipurisa vaikanga waya sekuti mitengo yainge yobhururuka sedutumupengo. Naizvozvo, kuvhura matafura emabhero kwakava muponesi kumajaya nemhandara dzainge dzodzungaira nedondo mumaraini. Pachake Evans aiziva kuti kuunza mabhero munyika kwaiva kutyora mutemo, asi aingozvisimbisa achiti vakazvarwa zvichingonzwarwo, vakatotangawo dzavo dzimba zvichingoriko, kusavhura kwake bhero kwaisasandura kana chiro chimwechete. Naizvozvo, akaenderera mberi ndokutanga bhizimusi rake, ndokukumba wose aida zvake kumushandira kusanganisira Garikai. Ainge amusetsa achiti kudeedzera yaiva gadziriro yebasa rake pawairesi saBhozhongora. Imwe pfungwa yaEvans yaiti, pamwe zvingayamure kuderedza mitoro mudzimba sezvo ruzhinji rwaichema kudhura kwechikafu, nezvimwe zvakadaro muzvitoro.

"*Madhreiz, madhreiz,* ekwaRihanna aripo. Honaka iwe *slender* ako…pondo nhasi, pondo nhasi, *madhreiz, maskeits, maskeits. Bandage* rako riripo," vaipaumba vakomana vachirira kunge wairesi, kuzoti kutambirira vakaigoka mijivhayo. Munhu asina hana nemari aitoswera arimo opaza kamari kese kaainge akasungirira. Mumabhero maitoda anaHandivhunduke-Mari , sekuti waitapirirwa nehuchi hwevakomana vaitengesa, wanike wakutotenga nezvawanga usina kufambira. Pamabhero paitodiwa munhu anofambira chimwechete semutyairi weamburenzi. Ukabwaira waizopepuka wasara ne50 *cents* yeZUPCO kana yekugara pakadoma. Potse potse waitozorembera wotonyengerera anajaindi kuti uende kumba apa wakagukuchira putumendi yawanga usina kuronga nezvayo. Ndezve meso chokwadi.

Garikai akatanga kunyozera pabasa. Aitozengurira kumuka achiti anofondoka semhuka asi mari yacho hapana chisvinu chayaibura pakurarama, saka hapana chekufira. Akatanga kuswera neshamwari dzake dzitsva dzinosanganisira chikwata chaZhaka, Wida naGido. Vapfanha ava vaichena kwazvo sekuti chavo pasi pezuva kwaiva kutumirwa mari nevabereki vari kuUK, USA neChina, vachiita havo mudyandigere. Ambuya vaWida vakatanga vachataura kusvika vaona kuti muzukuru haachatsiurike, ivo ndivo vakutokwira BP pamusana paiye ndambakuudzwa. Ukuwo chikomana bhigi, Zhaka chaitowona sendicho chimabharani chinotambirisa madzisekuru adzo mari. Zhaka ainge akasara achichengetwa nehanzvadzi dzamai vake nhatu dzainge dzisati dzaroora dzichitamba hadzo hujaya. Mumwechete ndiye aigara kuChegutu nemudzimai wake. Zhaka akaramba kunogara ikoko, uye hapana akamumanikidza. Mai vake vakamurera sezai regondo vachimutunhidza izvo zvaikonzera kuti atemese vaimuchengeta musoro. Zvinonzi mugoni wepwere ndoasiyano, saka madzisekuru akasvika pachikamu chekutura befu, ndokusiya so sebhasikoro remuchawa. Hanzvadzi dzaimhangara nyaya dzese dzaiburwa nemuzukuru asi mai vaZhaka vaingoti ndozvinoita pwere, zvotopera zvakadaro. Kuzoti uyuwo Gido ndiye aiva mambara pavese. Mbiri yake yekuchena nekupfachura mari yaiita ateerwe netusikana kunyanya twuya twepaHigh 2 pedyo nepamba pavo.

Aizivikanwa nekuti, "Ndirikutsvaga muchina unochena wekuti *momz* yangu iri kuChina ikasvika neChina inochema nekufara."

Ko vasikana vaibva vashenaira kwazvo vopesuka pesuka vakamisa zvipfuva , hako kuzeyesa mafere, zviuno zvichinge zvichadambuka. Varefu, vapfupi, mhitsa, vapamhi, vashava, vadodo nevakati bhaaa, vese vaimhanyidzana mumakwikwi imomo. Iro jaya robva rati henaro dzawira mutswanda.

Chikwata chaGido ndochaiswera naGarikai achitengerwa zvinonhuwirira nemacheni kuti awonekere. Zvinodhaka zvaisazivana pavari, saruraude chairo kunge mazitye. Zvisinei, Garikai aiva nechimwe chikwata futi chaaitamba nacho vachinwa mukozodo. Zvaingosiyana kuti musi wacho tsoka dzake dzamuka dzakananga kupi.

Mai vaitengesa *krango* vaitodawo kuti mwana wavo adanane naGarikai. Masundiro avaimuita kunaGarikai ainge asiri kwawo. Ukuwo mukomana sezvo anga ava muranda wezvinodhaka izvi, akatoti apinda machena, dzauya dzega. Garikai anga akanganwa chakaendesa sekuru Tapureni kwamupfiganebwe. Maitiro aTendai aimusembura kusvika pakudzoka kumba nguva inokukurudza jongwe rokutanga. Paizomukawo Tendai runyanhiriri iye ainge oridzawo magwiriri. Vachingopesana vachidaro, mazuva achipindana. Vakuru vakare vakati chinoda kufa chinoingira, zvino kana murume mukuru akapfekera zvitanda munzeve hapana zvekuzviita asi kutarisa. Ndezve meso. Zvagara, shiri inozongofa. Garikai ainge opengesana netusikana twechidiki twaisweropesuka kwavaitandara vachiputa zvinodhaka. Kana kuti aichivei pamabhonzo iwaya waizvishayira mano, chimwe ndochaingorimbinyuka chichikunguruka kunge dhiramu, rimwe rainge rakakombama richiti dhindinya dhindinya, tumwe twaingoti pingiri pingiri makumbo kunge tuchatyotya. Iye Garikai nevamwe vake vaitongoziva kuti aya ndiwo mabhebhi avo vachingowirirana pachavo vachiita matambidzanwa sengano.

"Dzimwe nguva inobva yanodyiwa ikoko," akadeedzera Garikai achipwatika kuseka, hwapinda mumusoro.

"Imi tikwanirei apa, chii chakadaro ichocho, vanodzidzei vadiki ava," Mavis akapopota nezwi raiva pasi rakatsetseka kuri kuedza kusaita muchokoto.

"Ndiyo *sweet tongue* here iyi, hmmm svedera pano mhani," Garikai akataura achisenerera ruoko kuna Mavis uyo akabva arunakurira kudivi.

"Svedera, svedera kuita sei, ndinokuzvindikita kuita kachuru ahii, vhunza Changara naMawaya."

Mavis akakumba vana vanga vakatandara nechikwata chaGarikai onanga navo kudzimba dzavo. Hasha dzake ainodzipedzera kumberi, kuvabereki vepwere idzi. Chakanyanyomudzimba moyo ndechekuti vanasikana vainge vakawanda kudarika vanakomana. Chaizivikanwa hapana, rima raZvita chairo. Chete zvaigoenda nepi sekuti vana vainge voreerwa nedandemutande nesosho midhiya.

Evans akaedza kunzwisisana naGarikai asi chakabuda hapana. Akazodzinga Garikai sembwa. Chokwadi ainge arera imbwa nemukaka, hezvino yakafuma yomuruma. Chakava chidzidzo kune avo vakaona achidzingwa, asi kunewo vakaseka kuti ainyanya kuganza vachikanganwa kuti naivowo vaitora zvinodhaka zvoguma mukuita ruoko rurefu. Vamwewo vakanzwa tsitsi Garikai achibhutsurwa nekuwatsurwa mazenya. Hapana akapindira sekuti zvagara hakuna munhu ane dzakati kwesere anofarira mbavha.

Rimwe zuva Garikai aidziya mushana akagara nevamwe vakomana pagedhi pavo. "Haa *blaz*, zvamanje manje ndini ndirikurira, maiziva," akashevedzera Garikai akatarisa Evans.

Evans akafinyamisa chiso achisvipa mate, ndokupindura zvakanyorova achizunguza musoro, *"younger, let me tell you something for nothing.* Zvamanje manje tiri kukuviga, wai-bata." Evans akabva angoti kwanyanu oenda hake mugedhi kunokwazisa mai vaGarikai.

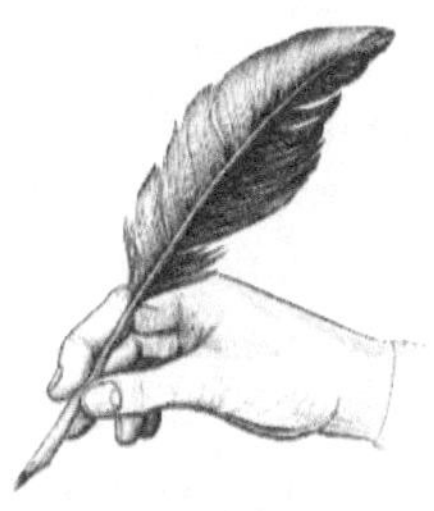

Chapter 4

Garikai akaita mazuva matatu achirara muimba yekutandarira izvo zvakatsamwisa mudzimai wake pamwechete nekushamisa vabereki vake. Mukoma wake akazama kumutsiura asi mhinduro yaakapihwa yakamusvavisa akati tonho seaniwa nemubvumbi.

"Ndiri nhinhi handzinzwi wanzwa? *Pulooo*," akasvotesa mukoma wake achibva amumezha nemaziso akarembedza rurimi rwainge rwakakonona netsvina haro.

Mukoma wake Tendai, akangoti miromo kwedebe awuna wuna. Haana kupati bufu zvakare. Achiwona kushushikana kwaiita mainini vake, Tendai akatanga kutsvaga mamonya ekufonera kuti vauye kuzoswatudza mupfanha wake. Ainge akanyura mumbozhanhare make. Nguva yaaitarisa mazita aya, akakahadzika achinzwa izwi rakapfava rwuchimuyedza tsvutugadzike.

"Tii yaita babamukuru," akadaro Tendai.

Chiso chake chakanyevenuka wanike murume mukuru ongonyemwerera iye anga akaipisa kumeso zvimhinhitsi zvishoma zvadarika nenhau yemunin'ina wake. Akaedza kuhwandisa nyemwerero ndokubva akutaura akaisa foni pedyo nendebvu dzake sekunge yarasa masaisai. Tendai akazviona hake kuti shasha iyi pane iri kutambika ndokubva anyemwerera akatarisa rutivi. Vaviri vose vaiziva kuti chiramu chaisatambwa nevazhinji mukore uno nekuti vakawanda vaisaziva pekugumira. Zvasiyana nemakare madhongi achine nyanga, vanhu vachiremekedza hukama. Mashura padunhu ave kuitika mazuvano ekuti baba vanoona mwanasaikana wavo semudzimai kana amai vanowona mwanakomana sechikomba. Tendai naTendai vaiziva panogumira hushamwari zvekuti Garikai paakambovashaudha vakangoti uyu haatedzerwe ndezve meso. Akangobva kuchikokiyana kwaaiva achiti vaviri ava vaidanana zvaizivikanwa nemuKwayedza.

"Iwe Tendai, ndokudzosera kumba kwenyu wanzwa," akapopota achidzedzereka, "ndosaka muine zvimazita zvakafanana, *nonsense*."

Kumudaira kwaiva kupedza nguva. Vakamunyararira ndokuenderera mberi mumwe nemumwe achiita basa rake. Iye Garikai akazongoti rapata pamubhedha ndokupfodora ngonono pakere ipapo.

Tendai akanyevenuka zvekutadza kuziva zvaanga achida panhare yake. "Regai zvinzi mhinduro nyoro inonyevenutsa mwoyo chokwadi," akazevezera achitura befu. Hutu akananga kuimba yokudyira uko akasvikowana vabereki vari pakati payo tii. Semagariro avo, vose vakadya vakanyarara. Kubva musi wakadzipwa sekuru Tapureni nechingwa chine mbambaira yavaifunga kuti ichizi, hapana akazodazve kudya achiita nyaya. Murume mukuru ainge ati tuzu ipapo, maziso bwoi bwoi, mutsipa wareba. Akazoponeswa nevaiziva *first aid* vakakunga zvibhakera vachimurova pamusana. Nguva yacho hapana anoseka, chingwa chakanoti tubwi mutii yaGarikai aiva nekakomichi kadiki. Chiriporipotyo, akainhanhura komichi kuti adzvute tii yake semunhu aidya mbambaira, Tendai ndokuzendemura ruoko rwake komichi ikawira kwakadaro uko. Garikai aiva mudikisa kuti anzwisise chikonzero chainge charasirwa tii yake. Vamwe vaifunga kuti kana adhakwa ndonyaya yaaitukira bhudhi vake izvo kwete, atongori marambadaro. Zvakare, nekufamba kwemazuva baba vavo vakazotsanangura zvavakatambira vose.

Vachipedza kudya, Garikai akati bherengende muimba yokudyira asina kusimira zvakakwana. Mudzimai wake akazama kumupa chiratidzo chekuti avhare zipi izvo zvaiwira padombo. Ukuwo, ainge asina zvakare kupfeka hembe yekumusoro, kadumbuzenene kari panze. Tendai akaziva kuti akada kusimuka achimubatsira aibva aita manyemwe seemhuru. Zvino vose vainge vongotarisana kabisira.

"Imi ana kabiyasi imi," Garikai akashevedzera ndiye mhere kwetsu. Hapana akamubata.

"Nhasi makuwona zipi iyi, zvakashama pandiri zvimwe zvese hamuzvioni?" Akahwihwidza. Kunge vafungirana, mai vake nemudzimai wake vakasimuka kuti vaende paari asi baba vake vakasimudza ruoko kuvamisa. Sababa vemusha, panguva dzakamanikana kudai muono wavo wairemekedzwa kwazvo. Vaviri vakasenerera nenhendeshure kuzvigaro zvavo.

Ukuwo mukomana ndokuenderera mberi, misodzi mokoto isina anopukuta.

* * *

Rimwe zuva babamukuru Tendai vakazomuti, "usakanganwe kurarama uchiedza kururamisa asingachadi kurarama. Muchazvirega zverudo izvi."

"Ko munorevei nhai?" Tendai akavhunza achirova maoko, uku tsiye dzakawunganidzwa.

"Musashushikane *ninez*, kuwonesana chokwadi chemahara. Munin'ina wangu ndomudawo sezvamunoita asi muchiri mudiki chaizvo kuzviremedza nezvisiri zvenyu."

"Babamukuru Tindo—" akagamwa asati apedza.

"Mainini mukomana paasvika kwakumawere. Apinda bhazi dasvawatasva. Nhasi rina Pendeke, mangwana Benteke. Mangwanani ronanga Njanja, risati rasvika rochinjwa ronanga Hwahwa. *Sorry* katatu," akadzungudza musoro akatarisa pasi.

"Mainini, sazita, akuruma nzeve ndewako. Ndakumbomhanya *tonaz*," akadaro achivabata pafudzi.

Babamukuru Tindo vakasoenda Tendai akangoshama muromo akati kanha, mapendekete akadonhedzwa. Akaita chadzimira chinguvana ongofamba neimba yose pasina paarikupinda.

"Asi bamukuru vaakundida?" akataura asina kuziva kuti Garikai ainge azvinzwa. Garikai akangoti verere kudzokera muberevere remba. Murume mukuru akatanga kuungudza. Mashoko ose emukoma wake ainge ari munzeve izvo zvakamutyora mapondo. Kushushikana kwemudzimai wake kwakayanikwa pamberi pake. Akazvivhunza mivhunzo isina akapindura. Madziro ndiwo aiva akateerera.

"Saka vanhu ava vane hanya neni zvekudaro? Mudzimai wangu ndirikumubatirei *khakhi* kudai?"

Akadzungudza musoro ndokuuviga pakati pemambvi.

"Dai vaida kudanana vakadanana kare, asi maya, vanondida. Haa ndiri musiki chaiye. Ko ndinodarirei?" Akabva abongomora mhere zvakamhanyisa Tendai panze.

"Ko zvaita seiko Shumba?" Mudzimai akadaro achisvikoti godi pamurume wake, nguva imwecheteyo achisimudza chirebvu chake.

Nenyadzi Garikai akakwidibira kumeso nemaoko aiva akacheneruka magokora nekudonha kasingaperi. Iko kusvuuka zvaako zvaipisa tsitsi. Ukuwo shena yakacheneruka mupimbira, mamhororodzi achitangira mumagadyambu. Waizvishaya kuti chaapfekera kashoti chii, zvekuti aitanda botso aitenge nani. Tendai akatanga achiridza

tsamwa paainzwa muroja wemuraini rekuseri, paimba yaka-
pirana gotsi neyavo, achideedzera kuti vakadzi vaiva nez-
vivindi, dzimwe tsvina dzavaigarira so, kungonzi ari
pamurume. Akazopedzisira oseka nhamo yake kunge rugare.
Muroja iyeye dzimwe nguva aimuka achiridza wairesi rwiyo
rwaSystem rwekuti 'ndiwe wakazviparira wega, nyaya yako
yekuzviedza gamba'.

Musi uyu nyangwe zvazvo Tendai akasiririswa kuona
murume wake achisvimha misodzi, akanyemwerera kuti
mumwe wake ainge abatikana nemaitiro ake aisapukisa
moyo. Chokwadi vaimuwona vaingotarisa nekuti vanhu
vairarama saGarikai vainge vawanda uye vachimberereka
nemaraini. Zvaisashamisa. Regai vakuru vati ndezve meso.
Chainyanyorwadza panaGarikai kurasa kwaakaita zvishuvo
zvake pamwechete netarisiro yake pahupenyu. Zvemimhanzi
zvese zvaaishuvira zvainge zvakandwa kwamatombosi. Apa
akabva asakara kuita kadhara kembiri yaRhodes. Mukuru
wechikoro chaakadzidza O'Level, Dr. Sora, vaigona kuchema
vachimuti ba, sekuti mukomana ainge ayerera ongopepereka
semombe yemashanga. Chaizongoratidza kuti akapfuura
nemumaoko ePine Edgings School matauriro nemakwazisiro
ake achivheyanisa maoko.

Zvisinei, Tendai akagumbatira murume wake. Ko aigodii
ariye akatora mwoyo wake mukurwara nemukugwinya uye
mukufara nemukusuwa. Chikuru mukupona kuzvigamuchi-
ra kuti une dambudziko. Kaiva kechipiri Garikai achibvuma
kuti aiva parumananzombe, dhuze kutorasika njere zvichi-
burukidza netwaaiputa nekunwa. Zvakaramba zvakadai,
Garikai aigona kubatsirika otozogarika sezita rake. Nguva
ndiyo inopindura zvose.

"Tendi *my beautiful wife, I love you too* unoziva. *I know you
love me. Help me win myself back.*"

Tendai akabva amubatisisa mumbundiro yavo akati mwiro achinzwa kurova kwehana yemumwe wake. Aiziva kuti kana otaura chingezi anange akafarisa kana kubatikana zvakadzama. Tendai akapatika ndokukatanura maoko ake.

"Nhai bhebhi, zvakaoma shuwa. Ndabva ndapera *strong*," akataura achizunguza musoro nekutura befu.

"Une shuwa iwewe, kutoti hako 'hende kumabhuratifuru ekuFio ndowaziva anouya naLovemore. Hepi anowadyira mubhegi,'" Tendai akaseka. Ainge aita manzwira akawona kuti kutsamwa kupedza nguva.

Garikai akaenderera mberi, "chikara chakandibata chine mutemerege wembada. Chinokusiya wokamhinha, wogaya kuti wapona. Chokunyangirazve kana kukusvetukira. Ukapfudzunuka woti midzimu yakuona. Ukakurirwa midzimu yakurasha wotomuka ubike doro," akabata shaya otarisa mudenga.

Akapedzisira nekuti, "ukundinzwa bhebhi, ndokuda wanzwa?"

Akabva arereka musoro waiva nevhudzi rakati nyangarara rine twuhuswa nemavhu. Tendai akamugumbatira neruboswhe, ruoko rwerudyi rwuchipuruizira chanza chake. Garikai akasimudza musoro kunge twiza otarisa chiso chemudzimai wake.

"Ndanga ndakarara ndapepuka. Unobvuma here kufamba neni? Bata ruoko rwangu ufambe neni," akazevezera mudzimai wake. Akaramba akaringa chiso chemudzimai wake achiita seaimuwona kekutanga.

Tendai akadairawo nezwi rakativa ruripasi pasi achiti, "*of course*, bhebhi wangu. Handikusiye futi. Vaviri ndokubva vavhumbamirana kwechinguvana. Vakazosimuka zvavo vonanaidzana kupinda mukamuri mavo.

Zuva rakazopera Garikai achiteerera ma*conscious* akazorora nemudzimai wake chinova chiitiko changa chane mwedzi ine chitsama chisingaitike. Tendai ainge anorota. Iko kunyemwerera kwakati bha pameso pake. Agara haasi munhu anorasa mukanwa asi zuva iri akawedzera kupfava kuitira mumwe wake aone rudo rwake pashaye mhingaidzo murwendo rwavo rutsva iri. Zuva nezuva rine zvaro, vakuru vakataura.

Tendai akafara kwazvo kuziva kuti munin'ina wake aimbotaura zvakati twasu. Zvakamuratidza kuti paiva netarisiro yekuti anokwanisa kuchinja. Zvagara hazvo hapana anokwanisa kuchinja mumwe munhu kusara kwekutoti iye mbune ada. Zvisinei, kuti asvike pachinhanho ichocho panoda vabatsiri nevatsigiri. Tendai musi waaipenda paParirenyatwa akadzungudza musoro achiona mamiriro akaita zvinhu kuAnnex. Vanhu vaifashukira vamwe vakawaridzirwa mametiresi parutivi. Akasvika pakuvhunza vanamukoti akanzwa kuti vazhinji vaiiuya nenhau *yemadrugs* uye vamwe vaitoshayirwa nzvimbo. Ava kumba akati dhuu, akaisa maoko muhomwe ndokunanga kuna Tendai mudzimai waGarikai.

"Mainini maswera sei? Adzoka here munhu?"

"Zvichavhunzwa here baba bhoyi? Kana auya toti areruya. Ndaremba ini."

"Mazuva apfura ainge munhu kwaye wani. Makatukana here?"

"Nhai Tindo, takawiririna wani semhuri kuti tichamuratidza rudo nepese patinogona, zvichireva hapana kusimudzirana izwi, *so why would I jeorpadise our efforts*?"

"*Sorry* kana ndamhanya. Nyaya yangu ndeya Dr. Mike. Taigona kuenda kuAnnex asi tikafambira dhongi rakawora tinenge tadzokera futi pazero," Tindo akanyemwerera sekuti anga ataura dimikira raanodisa. Aitotsvaga pekuripotsera chete.

"Havasi vaya vekuzotiza mafun'afun'a here, tovabatira kupi manje?"

Tindo akanyemwerera achibatanidza maoko seanonamata. Dr. Mike vanga vafamba mbiri yekuti vakaromba izvo zvaivatadzisa kuroora. Kaguhwa aka kakanyanya kufambiswa nemadzimai epamaraini pavakakurira avo vaishuvira kuti vana vavo vabvisirwe nachiremba Mike. Kuzoti kukereke kwavaiva mubati wehomwe padiki padiki waiona vasikana vachimhanyidzana kunovhunza kuti mari dzekuvaka dzava papi. Vakapedzisira vasiya chigaro nguva yavo isati yapera nekuti zvange zvovashungurudza. Ivo vaiti havaroore anaMarujata saka vaimirira kuwana munaku ane hunhu hunozadza mukombe. Mabasa akanaka avaiita munharaunda ndiwo akatozobatsira kugadzirisa zita ravo ranga rakusvibiswa nanamai mambara. Dr. Mike vaiva chiremba aiwona nezvezvirwere zvinobata pfungwa zvekuti mazuva matatu pasvondo vaibatsira pachena kusejari yavo yeku*ghetto*. Semunhu akakurira kuHaifiridzi musha mukuru, zvakamusunda paakawona vechidiki vachiparara vachiyeredzwa nemukozodo, tumbwa nezvimwe zvaingoerekana zvoputwa kana kunwiwa.

Kudya nyika rutivi kwagara kunonakidza, zvikuru sei rimwe rutivi uchidya futi maruva enyika. Garikai nezvikwata zvake vaiwona sevakasenga nyika pamafudzi. Zviroto neshuviro yekuva mutepfenyuri wemandorokwati zvainge zvagojwa muchimbuzi zvananga kwaMukuvisi. Mumakunakuna ose aGarikai, Tendai akamira naye semudzimai aida murume wake. Akange abatisisa zvidzidzo zvekukereke zvinodzidzisa rudo kuvarwere pasina kuti murume wake, uye Dr. Mike vainge vakomekedza kusamumanikidza asi kumukuchidzira zvine rudo asi zvisina kumujaidza mukati. Kamuchacha kaibva kaimba 'Hazvidi haaaasha, zvinoda kutaura nehunyoro.' Kaiva svuuramurumo asi dzimwe nguva kaitaura zvine maturo. Kana Macheso akaimba kuti 'vamwe vakaudzwa hondo nemurwere wepfungwa vaka-mushora, musaere mumhu yerai mashoko'. Dzimwe nguva kaiimba 'tsitsi, rudo, runyararo', zvekuti wega waitiva. Vemhuri yaGarikai vose vakatsindidza kusamuvhurumutsa asi kuatura zvine mutsa kusara kwekuti akufetyera, ndo-pavaiita izwi rinopetesa muswe. Chavakanyanya kugona kutanga vanzwisisa chikonzero chaimusunda kuti aitwe muranda nezvinodhaka. Izvi zvakavabatsira kuona kuti vomubatsira sei zvichiburikidza nemaonero anachiremba nevatsigiri vehutano munharaunda yeFio.

Garikai akadeedzera akaruma mazino uku akapfumbata zvibhakera kunge tsinga dzichadambuka, "siyana neni, ndinonzi Garikai, ndichagarika ende ndakagarika." Ndosaka zvichinzi paya mashoko ane simba, taura zvakanaka pamu-soro pehupenyu hwako ayo anonzi pachirungu *affirmations*. Ukagara uchizviti pako papera panopera zveshuwa, asi kana uchizviti mwendamberi unoenda mberi. Izvi zvinobatsira kuva nemufungo wakanaka.

Gido akabudikira mukamukoto achifamba naBhenzema uyo aiva mukuru pakutengesa mutoriro nezvimwe zvaka-wanda zvinodhaka, saruraude. Garikai aitodziya zuva panze achimirira tii ya4.

"Wangu wadii, toimhanya here iyi?" Bhenzema akabvunza achitambanudza kabepa kakaputirwa kunge katsinga.

Vaviri avo vachiona kuzengurira kupindura kwaGarikai vakatarisana. Garikai akaita semunhu asapuka moyo.

"Uri wedu wani, ndeipi yawakuita iyi, usaite iyoyo yechirukazi mhani," Gido akatsinhira achirova Garikai pafudzi.

"Miedzo haipere kuvatendi shuwa. Nhai bhoyizi, ndam-bokudzvagai pa*den* penyu? Handichabata marara ayo, itai mega." Akabva asimuka akavasiya vakati kanha.

Vaisada kusekererwa kana kupihwa mukana mum-wechete zvawo, senge Bhenzema aigona kukutengesera bhutsu yawakapfeka ukatomubhadhara. Rurimi rwake rwaitapira asi rwaiva rwakareruka zvakare achitaura zvitsverudzi.

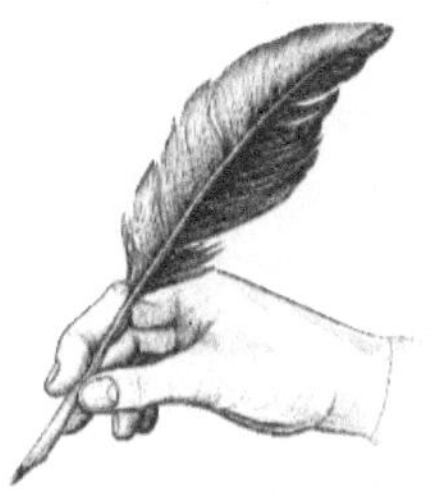

Chapter 5

"Matama ayo haasi ekusimba zvine hutano. Hapana zviripo apa. Matama ekambwa kamunonwa. Ndipo paunoona kuti hazvina maturo, madzanambwanana. Iye anotengesa hapana kana zuva rimwe raunoona akanamwa naizvo zvinodhaka izvi, chake kukukwadzai imi muchimuitisa mari. Muchipinda muhari, muchimupa mari. *Sorry* maningi," vakadaro baba vaGarikai vachidzungudza musoro vaona kusiririsa kwaiva netukomana twainge twauya kuzoona mwana wavo. "Mese muri vatatu, nhasi ndokekupedzisira tsoka dzenyu kutsika pano. *Nonsense plus rubbish.*"

Kunyagwe zvazvo dambudziko guru raiva raGarikai, raikanganisawo magariro ehama, nevakamukomberedza. Zvainge zvakakosha kuti mhuri yanaGarikai iwane rubatsiro nerutsigiro maringe nekuchengeta nekupepa Garikai murwendo rwekutangidza hupenyu papeji itsva. Sevanhuwo, vaishungurudzika dzimwe nguva vachikundikana mukumuriritira nekuti aivaudza magaramwoyo, uye achiita seadzokera futi mararamiro akudhara. Rimwe zuva Garikai akangofuma achirasa mvura kumeso kwemudzimai wake. Tendai akangoti kwanyanu nehasha, ndiye mbama wetsu, Garikai ndokudzedzereka achiti ngondongondo, chitini cheweti gubu, bhedhuru rese kutu mweya weweti. Garikai akabva ati zete zvake mutsvina imomo izvo zvakawedzera hasha dzaTendai. Akasvika nekumutambidza zenya bvaabuda achirovera gonhi kuti dhwa. Tendai akafemeruka achinogeza kumeso. Akazoti bherengende muimba yekutandarira. Mhuri yainge yakatandara zvayo sekuti vaida kufumoperekdza gogo Meza kuchiteshi chemabhazi kuti vadzokere kwaChabwino. Kuti pindikiti kwakaita Tendai kwakakatyamadza vose zvavo nekuti kazvhinji kacho aiva munhu munyoro aneizwi rakapfava rinoporesa panodzimba.

Gogo Meza ndivo vakatanga kutaura, "zvaita seiko muzukuru?"

Tendai asati ati bufu, vamwene vake vakabva vadairira, "Kwakanaka here mwanangu? Gara pasi tinzwe."

Tendai, mukoma waGarikai akabva aitengawo, "nhai amai, kuti zvepano zvichavhunzwa? Ndezve meso. Mwana wenyu haachanzwisisika zvaarikuita uyu."

Mudzimai wagarikai akazopindura hake adzidziuka, hasha dzaserera. "Babamukuru endai munosimudza mumwe wenyu kana asati amuka. Chokwadi kundiitira hake mvura yake kumeso. Kutsvinya kwakaita sei ikoko?"

Vanhu vese vakati kanha nazvo, kushaya remuromo chaiko. Gogo Meza avo vanositanga kutaura kana baba Garikai vasipo, vakasvikawo pachikamu chekuti tuzu. Gogo vakazotaura zvavo nechinguvana vachivhunza mafambiro aita nyaya vakamiririra mukoma wake uyo ainge onhanhira kubhedhuru kwavo.

Tendai akaenderera mberi, "Babamukuru ibvai maudza mumwe wenyu kuti kubva nhasi, handidi kuona chitini kumakumbo kwemubhedha ende akurara pasi kusvika ati twasu. Izvi zvakuda vakuru vanofamba naJesu vauye pano. Zvine chirevo chete. Ndambofunga kuti ndirikurota ndichigeza shawa, izvo ndanga ndichidiridzwa. Zvinonzi weti inofumura zvakaipa asi iyi yafumuka iyi.

Dr. Mike vakatsanangura kuti zvinotarisirwa kuti rwendo rwacho makata. Hazvina kuvashamisa kuti Tendai ainge ashatirwa kusvika pakurova murume wake mbama. Hongu mhirizhonga nekurovana hakukurudzirwe asi zvakaratidza kuti Tendai ainge aputika neshungu dzakamusvitsa pakukwatura murumwe wake. Zvizhinji zvaiitwa naGarikai nguva nenguva zvaimubhowa asi achingotirira asina wekuturira.

Tendai akaperezeka kuita marangwanda. Ainge angosara musoro chete zvekuti waitomuziva neizwi kuti ndiye. Maigona kutopesana munzira kana asina kutaura. Aiwana zvokudya zvakakwana asi kufunganya ndiko kwaimudya muviri. Aishaya hope mwana wevanhu nekufunga mudiwa wake uyo waaitoona seguva riri kufamba haro. Pamusoro pazvo, oita chipfambi zvese nekuba. Ko ipo pamuromo, Haruna aitosara pasi. Akatakura putumendi yake ndokutsika matama enzira akananga kuchiteshi chemabhazi. Akafumowana bhazi rokutanga rinoenda kuMbare Musika mashambanzou. Nyangwe zvazvo anga abatisisa mashoko agogo Meza, akarangarira kuti haana kusiya apisa musha. Zvakange zvakakoshawo kuti azviriritire, achengetdzea hutano hwake hwepfungwa. Vakuru vaiziva pavakati kurauone.

Garikai akaseka paakasvika kumba mashambanzou achiwana ari machira chete. Akawaranura magumbeze wanike hapana arimo. Akadongorera pasi pemubhedha, kuseri kwemusuwo, nemuwadhiropu. Akavhura pasi pekapeti akapotsa adonha nekuti ainge akaitsika rimwe divi. Mukomana akanovhurumutsa imba yese. Gogo vakapopota kuti anga ajairira vanhu manje. Zvakava pachena kuti mudzimai waGarikai ainge atuta twake, arova pasi. Vamwe vakamushora asi baba vaGarikai vakaita mutongi gava, "dai aoneka handiti maimurambidza kuenda, regai mwana

wevanhu afeme. Ambomira naye tendaiwo." Hapana aka-
pikisa. Tendai akazowona meseji pafoni kuba kunamainini
vake. Garikai akabva anozvambarara mumba make achinge
munhu anayaiwa.

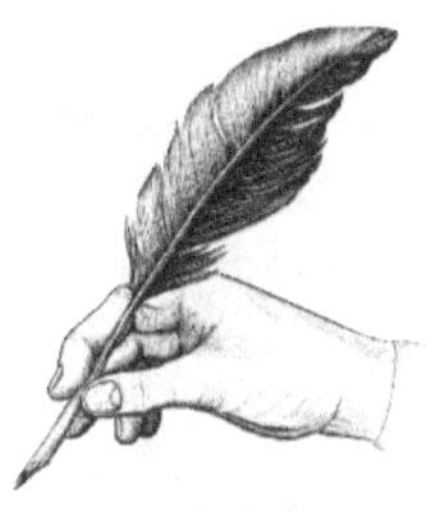

Chapter 6

Kwakapera mwedzi mitatu kubva Tendai zvaakasunga mitundu yake. Mhuru yekwanaGarikai yakazama matanho ekunomutara asi zvakashaya basa. Tendai akatsika madziro. Tendai akatsanagura kuti kana iriyo *relapse* yacho yaikonzeresa Garikai aite mashisipirtu, kewet aisazvikwanisa. Aikumbirwwwo kurarama. Mashoko ake akavabata zvekuti hapana akazomupikisa, "ndakauya kumba kwenyu ndichinge nzimbe asi ndakaona ndaita sechipikiri. Pane nyaya ka apa. *I have been reselient*, handichazvikwanisa. *For self-preservation, please,* ndisiyei ndakadaro."

Vakuru vakati unowona kukosha kwechikorobho warasa mvura. Paunozoona kukosha kwechinhu, unenge wafuratira chinhu chacho. Garikai akademba. Chaakadya chainge chapfuka. Zvagara ndambakuudzwa akaoenkwa nembonje pahuma. Manyemwe nemunyama zvinofambirana, igaroziva. Mudzimai nebasa zvainge zvabaya. Ukuwo vachi vaaiti shamwari akzoona kuyi hwaiva hushmwari hwechikunyan-guo. Vaviri vakambomira naye vakazosiya vaoona kuti aitozovhadhonzera mugomba maaiva. Akaronga kunonyi-kwa muJorodhani, zvimwe jambwa ringamusiya.

Akataimira Evans kuti kana akupfuura ataure naye. Vakazokurukura kekanguva achikumbira ruregerero. "Mukoma Evans makandiregerera here? Ndakabhaiza, mukoma wangu." Evans akabvuma kuti zvaiva zvadarika asi kumabhero kwake aisamuda zvake nekuti vamwe vakomana vaisada kushanda naye zvakare. Akazvigamuchira hake. Mazuva ake ekuitwa muranda nezvinodhaka aiona sekuti arikugona, izvo aitogonya, sare kugonya nekusingaperi muimba isina hwindo.

* * *

Mai Kamuchacha vakamhanya nebepa mumaraini. Chimana chose, ndivo vaitora mukombe wekutaura kwavasina kuswera, vachipesvedzera makuhwa nehohoho. Kuzoti vakakudyisa sadza, vakerereka kasoro kanenge rukodzi, chokwadi waipera. Vakambovhunditsirwa naTendai mukoma waGarikai pavakafambisa bepa rekuti baba vavo ndovainge vakatora makona vakaputsa mhiko izvo zvanga zvakupengesa Garikai. Vakaita munhu kwaye zvizuva zvakatevera, asi seshiri ine muririro wayo, vakatangazve makuhwa.

"Hanzi adzoka, ati murume anoswera ahwapurwa nemumwe," kakafamba kachiudza wese aida hake kumira. Ivo vaimirira makuhwa avo ndivo vaikuchidzira katsika kavo ako kaidzosera vamwe vanhu kumashure. Zvakafanana naTendai pamazuva ake ekuperezeka, aisatobuda gedhi achiona sekuti rukisheni rwese rwakamudzvokora uye rwuri kuziva nyaya dzake. Aiva asina kusunynguka, izvo aitodawo rubastisro semunhu aizvidya moyo siku nesikati.

Vakazopfekedzwa shangu inovakwana pavakasangana namai muvhangeri. "Hanzi nani, ndimi vanhu murikudzosera Fio kumashure, muchidzikisra futi vamwe. Siyai vanhu vafeme *in peace, don't piss them off.* Shoko Dzvene raMwari rinotaura munaVatesaronika kuti shandai nemaoko enyu muchizviraramira murunyararo nemukuziva chihambiro chenyu, kwete kuisa madzitso enyu pazviro zvevamwe."

Kamuchacha kakati maziso udyu kakati zii. Mai muvhangeri vakataura zvakare, "Usarovhe nhasi kuRujeko Hall na2. Ndimi vanhu vatirikuda kuudza kuti *reduce stigma,* imi henyu kuturika zvidhinha kuivakiridza."

* * *

kuRujeko Hall kwaiva nevanhu mavhu nemarara. Vatauri vakasiyana vakasimuka vachipa zivo yavo.

"Haungomuka uchimuti gwishu kudambura. Unotosenerera zvishoma nezvishoma kusvikira asisawana kana ka do. Kutonyengetedza kwazvo. Ndosaka muchiona vzahinji vasingapezde nguva yakareba vasati vadzokera futi munyaya dzavakasiya," vakadaro Dr. Mike.

Vakatsinhirwa naMuzvare Agatha uyo aitungamira kanzuru yeFio, "zvimwe chete nekubatsira kwatinoita vadikani vedu ava, hatingati zvese nezuva rimwe bvo pavari. Vanonzwisisa sei zvikapakurwa zvese nguva imweyo? Kutodyisa mbichana mbichana, akashama muromo, womirira kutsenga, ukawona omedza, gurokuro richifambisa kudya, woisazve chimwe chipuno. Kwete kupachika zvose, anorutsa, osara aine nzara hombe kudarika pakutanga, uku makupukuta marutsi ndimi. Rinenge ratova dambudziko pamusoro perimwe."

Vanhu vakaridza mhururu nekuombera , mheterwa dzichitsva. Vakapawo mai muvhangeri mukana wekuparura pfungwa dzavo. Vachifamba kuenda kumberi, mimhanzi yakadandaura mangoma aitaura zvechenjedzo. Ukuwo, chikwata cheTamanga Boyz chainge chakutogadzirira kuimba kana mai muvhangeri vangoti jiti kubva padariro. Mai muvhangeri ndivo vainge vaparura musangano uyu nemharidzo zvekuti vakangosvika nekunanga panyaya yavo zvisina kutenderera. Zvaisava zvekupfimbana kwaSaru naSauro, dyo pamwongo wenyaya zvisina makandinzwanani. Vakadedemura nhau yavo zvakajeka ndokuipeta vachikurudzira kubatana nekusadzikisira uyo anenge awirwa nedambudziko. Tsumo yekuti nhamo yeumwe hairamwirwe sadza vakabhana kuinzwa mumusha weFio.

"Kuchipedzisa ndine muenzaniso wekutsigira dzidziso yese yatanzwa. Hongu anachiremba vanogona kuona zvakakodzera kubvisa munhu pazvinodhaka nekukasika maringe nezvanenge vaongorora nehutano hwake, asi kazhinji zvinoda kumurumura muzvikamu. Zvakafanana nekutsvetsva musikana—" vakaganhurwa nevanhu vakati bvu, ukuowo nemheterwa nemuridzo.

Vakaenderera mberi, "unotanga nyaya yako uchibva kure uko, uchifamba nayo, uchiwona kutambira kwaanoita mashoko ako, ukawona achitsvedza tsvedza kubatika sehove, ziva pane nyaya, wochinja *approach*, ukawona achinyemwerera zvakanyanyanyisa ramba wakadzvanya ipapo, kana kutowedzera tumafuta. Haungosvika nekumumhoresa wotosvitsa shoko. Chivhevhano chinoitwa pore pore, rinonyenga rinohwarara rinosimudza musuro raita sei? Rawana handiti," ruzha rwaivharira nzeve rwakasimuka kuti togo kunge huruva.

Mumiriri wemapurisa pachiitiko ichi aivawo nemashoko maviri nekuti vagari veFio vainyanyochema chema kuti mapurisa avaregerera, vakagarira maoko. Insepctor Tinzi avo vaizivikanwa nekunzi Tinzi, vakauchirirwa vachisimuka. Ndivo vakatevera kuparura zivo. Vaiva munhu akasununguka asi panguva yebasa aipfeka chiso cheshumba. Ukangoita musara pamberi pavo waigona kumharwa nembama wakavarairwa. Vaiseka chekuti pano, asi vaisasekerera zvinhu zvakashata senyaya iyi yaitemesa nyika yose musoro, *substance abuse.*

Inspector Tinzi vakadzvuta mvura ndokutanga kutaura, "magara makore mabuda mugemhu yacho mhamha, timu remazuvano, kutongodhumana mukombi nekurudunura nyaya yese musikana achitoburuka achinofunga kuti rinofugika here kana kwete, jira racho. Potse potse, anozoburuka vatofarirana. Ndiyo *ama2k* yacho mhai, ndezve meso nhandi," vakadaro vachiseka zvavo. Vakauchirirwa zvakanyanya, vanhu vachibvaruka mbabvu.

Mupurisa akaenderera zvakare, "ndinoziva ndakubhowai ndapindira Tamanga asi ndatowona kuti simbi inorohwa ichapisa, ndikanonoka nyaya yangu yaizoshaya *value*," akadaro, chaunga chikapamhazve mheterwa nekuombera. Vaiziva Gringo vakabva vaziva kuti inyaya yei ende ndivo vakanyanya kuseka, zvagara hapashaye vanoganhira kuseka nyaya dzavasingazive kusada kusaririra, ana chigamhira padenga.

"Munowona paya panoputika vhiri motokari ichibhururuka, mutyairi akachenjera haabope mabhureki ipapo ipapo, anonyengetedza motokari iya, achibopa mabhureki zvinyoro nyoro zvakadzikama, maoko akasimba pamudhiraivho achiigamha mota kuti inomira pakanaka uye zvakanaka. Chinzwai, musakanganwe kuti vamwe vanenge voibongomora mhere vachiona vatosiya nyemba kare, asi nekuti mutyairi anenge akaisa pfungwa pamwepo, kusvika pakumisa motokari zvakanaka, zvimwe zvese haazvinzwe," mupurisa akatura befu achinzwa kuhonyera kwaiita vamwe.

Akasimudzira, "mumwe anenge achideedzera kuti 'tsika mabhureki kuti bwa, mumwewo kubheki siti achiti mira mhani iwe, mumwe achirova rova pahwindo, iyo mheremhere zvayo asi vamwe vanoramba vakati mwiro sevasimo," akatura befu achipa vanhu nguva yekuzeya mashoko makukutu aya.

"Ndiyo nhau yatauya nayo tese nhasi. Dingindira redu rimwe chete. Shanduko haiwuye nezuva rimwechete. *It's a process, a journey,* irwendo hama neshamwari. Tiri *paurendo.*

Mupurisa akatsanangura kuti semotokari isingamiswe nemasekonzi maviri kana vhiri raputika ichimhanya, ndozvimwechete nevadikani vakatarisana nekusiya utapwa hwezvinodhaka. Pavanhu vanenge varimumotokari, kune vanovhiringidza mutyairi nevanomusimbisa, zvinova izvo zvakafanana nemunhu arikusiya zvekuparadzwa nezvinodhaka. Anotokuridzirwa nemi vakamukomberedza, hama shamwari, mapoka anobatsira, vanamukoti, nevamwe vakadaro. Hapashaikwe nhunzvatunzva dzinomukokera kuita zvaanga ajaira, iye achiti akusiya. Maona manje. Vakomana chiuyai tinzwe," vakapedzisa vachideedza vaimbi.

Vazvhinji vakasvetuka vamwe vakatanga kutora mifananidzo sekuti Tamanga Boyz yaiva nemukurumbira. Vachibva mudariro pakapinda chikwata cheHoney Vybz. Vakomana vaiimba zvinodakadza ivavo. Rakava besanwa vachitanga kushaura rwiyo Tamari. Vakazoimba pamwechete neTamanga kambo kechenjedzo kanoshora zvinodhaka asi kachisimudzira kusarudza gwara rine hupenyu, rine pundutso. Huruva mbumu mudenga, mwana wevhu achitamba nekuimbawo kunge achashoshoma izwi, "kutamba chikudo nemukozodo, kurova mbada mbama...*you live once, mawants* ngaasakupinza mahwani," vakaimba hazvo.

Chichemo chikuru chekuti mapurisa aisabatsira kazhinji kacho chainge chasvika kuvakuru vakuru vemapurisa kwakagadzirwa chikamu chakamirira izvozvo kuona kuti voshanda sei nevagari vedunhu. Tinzi akazoenderera mberi pakapera mumhanzi. Akatsanagura kuti vabereki faisafanirwa kuisa mutemo mumaoko avo sekunorova vanhu vanotengesa zvinodhaka asi kuzivisa mapurisa nekukasika. Vanhu vakahonyera vachinyunyuta nemashoko aya. Ruzhinji rwaiti mapurisa anotoziva makoronyera, n'an'a dzinotengesa zvinodhaka asi vaitoraramiswawo nekupihwa chiokomuhomwe nevatengesi ava. Nyaya iyi vese vakaona kuti yakonzerwa nekusunama kwezvinhu munyika maringe nekudhura kwemitengo yose zvayo asi mari yekutenga yacho pasina kana kobo, iri yekutsanzira. Tinzi, akabvumirirana nevanhu kuti nyangwe zvazvo mamiriro enyika anga akaoma, zvaisapa mvumo yekuita humambara hwechiokomuhomwe kana hwekutengesa zvinodhaka kuti uwane cheuviri. Hongu, vamwe vaiti kugara wakaparara yaiva nzira yekutiza nhamo. Kutiza nhamo uchizvisikira moto muziso nekutakudza vamwe mutoro yaitova nhamo huru kupinda yacho yaitizwa. Zvaisakanganisa munhu mumwechete. Kwaiva kutakudza vamwe bhegi remhosva. Zvinonzi nhamo yeumwe hairambirwe sadza uye munhu nemunhu nechipiyaniso chake, asi mwoyochena, mwoyo wetsisti ndiwo waisunda kuti mumwe anzunzutire nechipiyaniso cheumwe, uku ane chakewo. Rudo rwakaita sei irworwo? Zvaisiririsa kuona munhu akaitwa nhapwa nezvinhu zvaaitora mbune mumuviri make achiziva achida. Vamwe vaideedzera nemazita akasiyana siyana sekuti kunamwa, kurohwa tsomu tsomu, ku*stika*, kubatwa nemamwe mazita aingonyuka.

Vanhu vakamboseredzera vachinwa mvura nemakokora zvainge zvaunzwa nemadzisahwira emunharaunda akabatana nemapoka anorwisa zvinodhaka izvi neanobatsira vanotaura nyaya dzehutanao hwepfungwa. Muzvinachitoro Jing Lee Jing Xo anovazve muridzi wemabhizimusi ane chitsama muguta akataura akamirira vemabhizimusi. Akatsanangura achiti zvakakosha kuti vakuru vedunhu nevagari vashande vachibatirana pamwepo kusimbisana munguva yakaoma yedenda rawira nyika. Akapamhidzave achiti dambudziko iri raibata munhu wese sekuti vatungamiri vemangwana ndivo varikuparara vakuru vakatarisa. Akauya zvakare nezvekunwa zvaakapa vanhu pachena pamwechete nematisheti akanyorwa kuti 'Speak to Change'. Zvisinei, zvagara zvinonzi hukama igasva hunozadziswa nekudya. Iyo dzidziso inodzika kana yaperekedzwa nezvekunwa kana zvekudya. Kuchipedzisa nhaurwa yake, Jing Lee Jing Xo akavimbisa kupa basa mumakambani ake chero ani zvake anenge azvipira kusiya zvinodhaka zvakaita semutoriro nemangemba. Uyezve, akatsidza pamberi pevanhu vose kuti iye mbune aizocherechedza mashandiro nemafambiro emunhu wese waanenge apa basa pachirongwa ichi, kuitira arambe ari mugwara reupenyu rinova iro nhaka yeupenyu. Akapamhidzazve kuti zvaimusiririsa kuona majaya nemhandara vachiswera pamagoronga vakarembera kunge zvigoritoto. Vanamai vakasimuka vakatamba 'chiguti-ro, tamba wakaguta, hukamaiko, hunenge usahwira, vamwe vachiridza mhururu nemuridzo. Kasikana nekakomana ndotwakatevera kunoparura detembo. Zvakafadza vatungamiri vaivapo kuona twanana twuchishenairawo pachiitiko chechenjedzo chakokosha ichi.

"Pamusoroi…nemi vabereki vana*blaz, masisters,* nemi mose ma*youth* mauya nhasi," twakadaro vanhu vakachema nekufara, mhururu nemheterwa zvichivharidzira nzeve. Vana vechikoro ava vakaita detembo rakabata moyo yevazhinji, mai vaGarikai vakayerera misodzi. Raiva remavingu nejikinyira. Kakomana ndiko kakatanga kudetemba kachiita sekanofungisisa kakabata shaya dzimwe nguva kachitarisa mudenga, kogumbata kakabata ura kakatsikitsira huso kuchemera vari pasi.

"MUSHA RUDZIIKO
Mukoma Mairosi, ijerasi here?
Mafunga kutifonyora njere?
Matikanda muchoto isu pwere
Ndiri seni ndaiti kana ndakura ndinoda kuva mukoma
Mairosi
Nhasi vangofanana naJairosi
Kukereke ndivo pamberi kutaimira hakirosi
Musha rudziiko?
Unenge wakadyiwa muko
Zvichasvika kupiko?"

kasikana kakateverawo kachirasa maoko,

"Chii chakadaro ichocho chinenge mhiko?
Haaa ndoko!
Dai kari kare takakurovera hoko
Uri muroyi hauna moyo
Pfungwa dzako ndedza dhiabhorosi
Unoita semunhu kwaye wakahwanda muhovhorosi
Uchisvibisa pfungwa dzedu setabata mahabhurosi
Apa mhedzisiro kunanga kwaMatombosi,"

Ndezve Meso

twuvana twakadetemba pamwechete kupeta detembo
ratwo, horo yese yachiti mwiro zvino,

"Tokurira kupi muchitifurura?
Muchuchusi ngaauye pano
Mufundisi ngavauye pano
Mudzidzisi ngavauye pano
Taridza nhare kudare
Mhere yepwere
Yasvika kumusoro kwamuri here?
Tasara toga, kwasara kuti tasa
Vadzimu vadzokera nyikadzimu
Vekereke vaenda Mereka
Takombwa nemabhinya
Vano zhinya
Tichidzvinywa
Nemadzvinyangwe
Guka makafela, kufa makapera
Mutoriro, mutoro
Mangemba, mahwani
Tumbwa, kufa
Todiiko?
Senzeni?"

Runyararo rwainge rwavharira Rujeko Hall rwa-katsemurwa nemhururu yaJing Lee Jing Xo uyo mumwe wevamwe vanga vadumbirwa neudzamu hwemashoko evana ava. Akasimuka akanovaisira $100. Mushamarari vakapeta chirongwa vakatenda kuti ane nzeve dzekunzwa ainge anzwa. Vamwe vakita tumapoka vonanga kwavo vachizeya nezve zuva iri. Kamuchacha kaivapo asi kkashaya akakadiara kutaura nezve pitikoti yamai muvhangeri, iyo yakaiti havachinje. Tsve kuona dzidziso yabuda, takarasima nekutsvagana nenyaya dzevamwe. Kakashaya sapoti ndokungoti verere nemukati memota. Vamwewo ndo-vakamhanyira kunotora mapikicha nevaimbi Honey Vybz neTamanga Boyz. Musi uyu vagari vemuFio vainge vabuda semarara zvekuti waibva waona kuti chokwadi rega zvinzi Haifiridzi musha mukuru.

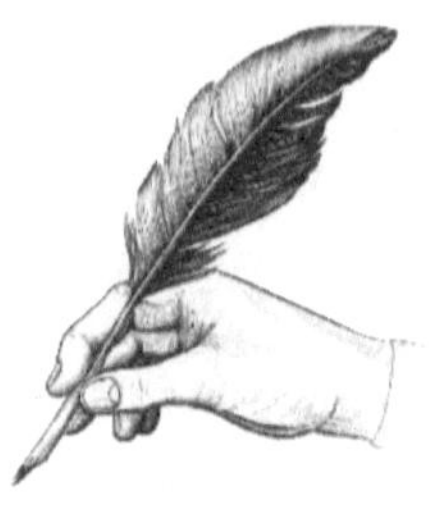

Chapter 7

Garikai naTendai vanga vakutozikanwa pachikro pavaino-taura Chitatu chepiri chemwedzi woga woga. Vakawona kuti kuvagamha vachiri muchikoro kwaigona kubatsira vechidiki. Izvi vaiitira chinangwa chekuti vanhu vasatarisire munhu ane dambudziko rezvinodhaka pasi. Izvi zvaireva kuvagamuchira munharaunda zvikuru sei avo vanenge vakusiya nzira inoparadza iyi vakutanga hupenyu patsva. Garikai semunhu akambofamba munzira iyi, aikwanisa kudedenura rwendo rwake, zvimhingamupini nezvinofadza zvaakasangana nazvo. Kukwira gomo hupoterera, akavaudza kuti hazviitike nezuva rimwe, asi kukwira materu uchiny-engetedza kwazvo dzimwe nguva uchitanangira mugwagwa kuti usvike kwauri kuenda kune hupenyu nepundutso. Hazvina maturo zviya. Ndezve nhando.

Mhuri yaGarikai yakasanganazve neboka reHelp Here, iro rakamirira kubatsira nekudzoreredza vari mudambudzi-ko rezvinodhaka saGarikai kuti vatangise hupenyu patsva vagogarika mupfungwa nemumagariro. Kazhinji vanhu vanotyira kuti mazita avo nenyaya dzavo dzichashambadzwa kana kuswera dzayanikwa paFacebook panyaya uye mifananidzo yavo yoswera ichitenderedzwa paInsatgram nepaX. Kuswera uchiseveswa sadza. Zvino ava veHelp Here ndanamazvikokota vakadzidziswa uye vakapikira ku-chengetedza tsindidzo yekuvhara murumo. Gore riya mufundisi vakarohwa voparidza nyaya yaMduduzi iyo ainge avaudza pachipesa, ivo vakuishambadza semuenzaniso pajekerere. Mduduzi akavaonesa yachakwe.

Tete mai Mollen vakadairirawo vachitsinhira kuti kwavo kuUK kune chirongwa chinonzi Walk & Talk Therapy chinobatisra vanenge vaine matambudziko maringe nezvekufunga kuburikidza nekutaura nevakadzidziswa muchifamba munzvimbo dzinofefetera, kugungwa kana mumapani. Vanoti nzvimbo idzi dzinonyevenutsa pfungwa zvinoita kuti munhu anzwe kurerukirwa otaura nhunha dzake pasina kutongeswa kana kuvhundutsirwa.

"Maitabasa tete, masango achiriko here kana iwo mapaki muno? Nemagetsi aya anogara achidzimwa, miti yakapera kuitwa huni. Mapani angova minda yechibage. Unotofurwa nemhepo wafamba kune dzimwe nzvimbo. Namai Kamuchacha namai Bhenji unozopedza kufamba paiyo Walk & Talk Therapy vapedza newe wapera gotsi apa vachikuteera muberevere," Tendai akadaro vese vachiti bvuu.

"Kudaro chete here, neshuga inobva yaiswa zvoswera zvakutaurwa nepamwe, nyaya dzako dzese bvu pajekerere, tsve kuita zvekumba kwavo. Pane inonzi Frienship Bench ndiyo yatakaudzwa kuti inobatsira kana paWhatsApp kana kufona pachena zvisina kubatirwa mari yekufona. Vane *toll free number*. Nekudhura kwekufona zvaisambobuda. Vanhu vakawanda vabatsirika mufunge," Garikai akadaro.

"Hoo ndiyo yana *gogaz* vanoita zvekugara pabhenji vachikurukura nhaurwa nevaridzi vanoda kubatsirwa," Tindo akapamhidzira ndokuenderera mberi, "haa anoenda kuya anenge afambira zviripo, kwete kufambira dhongi rakaora."

Vose vakakwara nekuseka, garikai ndiye akavamisa orova mukoma wake kachibhakera pamhasuru yake achiti, "*blazi* ndodimikra rega here ramakabata pamakore 11 muchimukira ku*fazhi?*"

Tendai akagura kamusangano kavo ovadeedzera kuti vadye sadza remauro. Chiremba vainge vavataurira kuti mukomana awane kudya kwakakwana kunovaka muviri kuti akasike kunaya adzokedzane masoja emuviri wake akwanise kusvipa huturu hwainge uchichera mugodhi mumuviri wake. Uye zvaimupawo mifungo yakanaka sekuti kudya, pekurara nembatya zvinhu zvinokosha zvinotsisirwa kuti mumwe nemumwe ave achiwana sekutarwa kwazvakaitwa neUnited Nations. Vese vakati kwanyanu vachimhanyidzana kunodya sevanhu vaiziva kuti muroora wavo aibika zvinosungisa mbiradzakondo. Kunhuwiria kwega kwaituma munhu kunogeza maoko achinanga patafura akanyarara. Vaitosiya ndiro dzichiita sedzasukwa nekunakirwa nezvekudya.

Vapedza kudya, Tendai akatora babamukuru Tindo, mai pamwe chete nababa vemba, akaenda navo parutivi seaibvunza nezvehuku dzaiva muchikwere. Garikai aisafarira huku semunhu aisadya huku asi mazai achidya hake, saka nyaya dzehuku aisava nehan'a nadzo, vese vaitozviziva. Vachisvika panze pavheranda, muroora akabuditsa mbozhanhare yake oitvsaira achitsvaga zvaaida kuvaratidza. Akavaudza kuti Dr. Mike vainge vatumira meseji yezve chirongwa chinipihwa pachena chinobatsira vane matambudzoko akayaina siyana anosangansira kufungisisa, kushungurudzikana, kuda kuzvipfuudza, kugumirwa, kuitwa nhapwa nezvinodhaka, kushanjirwa nemudikani kana kurambwa chaiko nemudiwa. Vese vaigutsurira vachinyenwerarea Tendai achitsnangura. Vakanyanyokatyamadzwa nekunzwa kuti chaingodiwa ibhanduru redandemutande chete, zuva rese, mazuva ese, kana paine munhu panguva iyoyo, mukana wekubatsirwa waigara wakavhurika. Asi kana vose vakabatikana, waimirira hako. Baba vaGarikai vakaita sevachabhururuka, mhingaidzo yaivashaisa hope kushaikwa kwemari kuti mwana wavo arambe achiwana rubatsiro. Padiki pavanga vafamba ipapo parwendo rutsva rwemwana wavo, vaisada kuti zvishaye basa, kuti dhana dhana ikoko kutofamba, inga wani gengezha mukombe hazvienzani nekunwira mudemhe. Nhau iyi yakavafadza nekuti zvaidiridzira pavanga vadyara. Vanga vaedza kwazvo kuti Garikai asawonane nanaGido, uye asafamba famba ega achiyeverwa neguyu rakatsvuka imo mukati muzuere masvosve. Panguva imwechete iyoyo vaisada kuita sevaimuisa mujeri asi zvaiva zvakakosha kudzura masora aipingirisha sawi kukura. Tendai aitofamba naye kazhinji kacho. Vaiwona vachiti kubhebha kwerudo izvo kuchengetedza munhu apona murutsva sekuti tsuro haipone murutsva kaviri. Kazvhinji munhu akambosiya kana kumira ozodzokera mazviri anobva apinda ari chimuvhiriri chaicho zvekuti kumudzora matomu ibasa rakapetwa katatu. Anodzoreka hongu asi mutoro wacho ndiwo unenge wakakurisa.

Baba vaGarikai vakavhunza, "nhai mwanangu, wati *app* yacho inonzi chii?"

Mudzimai waGarikai akabva azviseka achipindura, "ndakuchembera mufunge nhai, kukanganwa kuti handina kutaura, pamwe kufara nhai. Inonzi Nani, kwete kuti nani uri mubvunzo asi kuti nani, zvave nyore, *as in better*."

Vakagutsurira vese. Tendai akaenderera mberi, "veNani vanotendera kuti ukawana wekuturira zvirikukudya mwoyo, zvirikukupishanisa pfungwa maringe nezvandatura zvese zviya, unosara wakunzwa zviri nani, sekuti vabatsiri vavo ndana mazvikokota panhau dzekunzwa, kunzwisisa uye kutambira nekupanga mazano nemashoko anovaka, anobatsira."

Babamukuru Tendai vakamubata muromo, "saka haubhadhare here?"

"Hongu, hapana kobo rinobviswa. Kubatsirwa pachena. Chinodiwa kuva nebhanduru mufoni woenda paPlaystore kana paApple store woita *downlaod*. Wakutotanga kutsvaga peji rinotaura dambudziko rako. Ende futi unotosarudza munhu waunoda kutaura naye sezvo paine mifananidzo nechidimbu chenhoroondo yemunhu wacho kuti muzivane," akachinjika foni yake achivaratidza Nani.

"Vanhu vese ava vandakuratidzai havafambe vachifuku- ra hapwa, vanoziva kukosha kwekutsigisa hana vachichengetedza nhau dzevanhu vavanobatsira. Munhu zvaanenge ataura ipapo zvinoperera ipapo. Ndizvo zvati- notoshuvira," akatsanangura muroora.

"Wauya zvakanaka mwanangu," vakadaro mai vaGari- kai, " zvino mazuvano haana foni kauyu, chiremba Mike paya vakati pafoni pane miyedzo yakawanda uye nhau dzimwe dzinotemsea musoro dzemamiriro ezvinhu akami- nama aya zvinogona kumudzosera kumashure. Toshandisa foni yaani manje? Hatidi kuti azoswera ari pafoni achiti ari paNani iye achiita zvisina maturo." Vakatarisana, ndokutsikitsira misoro.

"Mufundisi vakataura kuti mufaro unouya mangwanani. Gore richitanga pane aiziva here kuti tisu tichange takuita mikana yekusarudza kuti totora upi kuti mwana uyu asun- ungurwe mungetani. Foni anoshan disa yangu hapana chakaipa. Yemuroora anogona kuzomudheerera," baba vaGarikai vakapendera nhaurwa vachidzvova kokora semunhu akahwinha kireti yose paRoad Show iyo yaidadzira chenjedzo kunyanya kune vechidiki varikukambira zvinodhaka.

Garikai akatanga kusema hupombwe hwaakaita mwedzi yadarika paseri, mumazuva ake ekuva nhapwa *yekrango,*

guka nezvimwe zvinyangadzi. Akabatsirikana chose muku-
kurukura kwake navanamazvikokota vekuNani, Ndinewe
Foundation pamwechete nagogo Matilda vekuFriendship
Bench. Mabatirwo anoitwa vanhu nevashandi vekuNani,
wega unonzwa kusun-unguka. Ivowo vakasununguka,
vakafaranuka, uye vanotaura zvisina kuzhangandira. Zviku-
rusei, vanopa munhu mukana wekutaurawo divi rake, ivo
votaurawo ravo. Garikai zvakamufadza chose kuziva kuti
haasi munhu wese akafanana namai Kamauchacha, va-
singazive pekugumira. Vekukereke vaibatsiridza uye vachi-
umbiridza kuti arambe achifamba mugwara achitevera nzira
imwechete yakarurama kwete kunyengedzwa nenzira mbiri
kana nhatu. Munhaurirwa dzake akazozvibvuma mbune kuti
zvemijivha zvaakange oita achishora mudzimai wake,
zvainge zvakonzerwa nekuzama kutiza matambudziko ake
uye kungonakidzwa achitandara nevamwe. Garikai akaba-
tisisa kuti pasina vanhu vese vaiita mukombachoto paari,
hapana kwaaisvika. Iyewo dungamunu ndiye aifanira ku-
tungamira chikepe cheshanduko pahupenyu hutsva
hwaainge otangisa.

Nyangwe zvazvo Garikai akange ofamba nzira kwayo
yakati swatu, dzimwe nguva aipinda nemuzvikwenzi uye
achigumburwa kana kuzvipiringisha. Pane mazuva ekuti
aimuka achivhurumutsa mudzimai wake, achimupindura
magaramwoyo. Mazuva iwayo tunenge twakakwidza, potse
potse achitoda kunotsvaga kamwechete zvako kambichna
kekuti atonhodze mwoyo. Manje Gido ainge asisipo, mai
vake vakabatikana zvikuru kusvika pakudzoka kuHarare
vakananga Bindura. Hasha neshungu dzavaiva nadzo
dzakaita kuti varonge kumuendesa kuChawagona Hapana
jeri rekuBindura. Sezvineiwo Inspector Tinzi vakazvinzwa
nerunyerekupe wanike rukisheni rwese rave kuziva kuti mai
vanga varonga kunokanda mujaya wavo muchizarira.

Muwongororo netsvagiridzo, zvakava pachena kuti Gido ainge oendeswa kuBindura. Izvi zvaisakurudzirwa asi Inspector Tinzi vakashayira nyaya yacho mano.

Vakuru vemusha nevagari vakasarudza chikwata chevatungamiri venharaunda kuti chifambire nyaya dzezvinodhaka izvi. Chikwata ichi chaisanganisira vanamukoti, vaimbova anamukoti vakuzvidyira penjeni, nevamwe vakasanagurwa mukati mevanhu vakaita samai nababa Phiri. Vaviri ava sevadzidzisi, zvaiva nyore kuti vataure dzimwe nyaya pasina kunyarana mukati. Nguva yekudzidza waipinda mumuforo chete mbichana mbichana. Nemumwe musi vaPhiri vakatsanangura vachichekerera zvavo maruva, "inonzi *peer education* varumewe. Majaira *peer pressure* chete kaimi." Vakaseka zvavo vose asi vainge vadzidza. Izvo zvaireva kuti Garikai akukwanisa kudzidzisawo vamwe vemizera yake izvo zvinoita kuti vakasire kutambira nhau yake nekuti vamwe chete pazera vanzonzwanana.

Garikai pane nguva dzaaitaura pachipesa nemubatsiri, uyo aishandira kuAvondale. Izvi zvaimubatsira kunyurura midzi yedambudziko rake. Munhu haungomuka uchizora rondo pamuromo usati wageza. Vakuru vakati mviromviro dzemhanza mapfeka, saka zvainge zvakakosha kuziva kuti mapfeka acho anonyatsotangira papi chinozoita kuti pave nemhanza. Kana muimbi mukuru Tuku akaimba wani kuti wongorora chikonzero chaita musana ubande kwete kuita chigamira padenga huku yemweni. Kana zvaziikanwa anamazvikokota nevamwe vazivi vanobva vagona kuronga gwara rinosvitsa pamuchechetere wehuchi nemukaka.

* * *

Zvimwe zviitiko nenyaya dzinosanganikwa nadzo nemapurisa vanongosara vakabata shaya vachiti ndezve meso. Zvimwe zvacho zvinokandisa mapfumo pasi, koitawo zvimwe zvinoridzisa pembe nekufara. Inspector Tinzi vakange voita sevakugara kwaDr. Mike, nekuti waiti ukavashaya pakamba yemapurisa, waivawona musejari yaDr. Mike. Vaizama chose kugadziridza hosha yanetsa iyi yemutoriro nezvizukuru zvayo.

Dr. Mike vakatsanangura kuti munhu nemhunhu anogadzirirwa chirongwa chinoenderana naye maringe nemagariro nemararamiro ake, yaisava bamba zonke one size fits all, asi zvose zvaibva mupoto inedingindira rimwechete chaingosiyana mapukuriro azvona. Vamwe vanoitwa detox kugezwa kunobuditsa uturu hwezvinodhaka asi vamwe vanotongobatsirika vari kudzimba dzavo vasina kupinda muchipatara. Ukaziva kuti chinokwezvera kuti ushandise zvinodhaka chii, chinoongororwa ichocho, zvorerutsa rwendo rwacho.

Garikai akaziva kuti rwendo rwake rwaisada fungiramwoyo rwendo rwembwa. Rwaitoda kuparura kune mudiwa wake pasina kunyara. Zvekuti ndiye baba veimba panga pasisina, aitoti dhana dhana sechindumure. Tendai akamira naye achifamba semudonzvo wake. Bhora chairo rikashaya anokuza pasina morari, timu inogona yacho inogona kuwundurwa. Dr. Mike vakakomekedza kuti vasamukuchidzire mukudzokera mumatope, aitozonopararazve votangidza kubva pazero pachirungu vakati, *"don't be enablers."* Vachireva kuti paya paanoti arikuda mari vasamupe nekuti vakamupa iye aizonotenga guka kana chero chaawana. Paya pavanowona Gido akutambira mudhuze kana kumutuma Garikai kunotenga mazai pamaraini panaGido vanenge vachimukuchidzira, kumudzosera pedyo nemukanwa meshumba, kuya kwaimukonzera kuita nhapwa.

Vemhuri yaGarikai vakaudzwa zvakare naDr.Mike kuti iyewo akapopota vasabva vamhanya kuita zvaarikuda, kana achishoshoma ngaashoshome hake ivo vasina kupinda mukumupa kana iri mari kana chii. Dr. Mike vakakomekedza, "ngaawane chinomuvaraidza kuita. Handiti anoda zvemimhanzi? Akaswera achibhoekana achifunga kuti ndodii anotsvagana nezvaajaira. Isu tiripakuda kuti ajaire zvinhu zvitsva, hunhu hutsva hwune pundutso. Chokwadi munhu kusvika pakuita kunge mukoma wababa vake. Zvakanaka here izvozvo?"

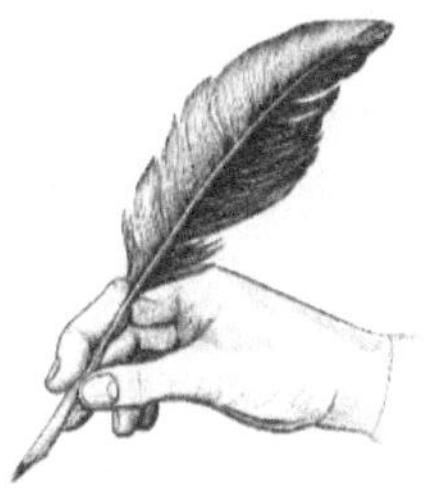

Chapter 8

Vakuru vekanzuru vakoronga zvakare musangano vachikokera anambuya chipangamazano nanambuya utsanana nevamwe vaimbova vakoti uye vemakereke kuisa misoro pamwechete. Kubva musi wa1 Chikumi kuchange kuine vanobatsira pachena. Kare zvaivako asi waiiswa mumutsara wotonyorwa zita uchimirira mukana sekuti vanobatsra vaiva vashoma. Iko zvino kwakawedzerwa vanobatsira munharaunda kusanganisira vamwe vevaimbova nedambudziko iri vakakunda. Vakutaurawo nyatwa dzavakapindana nadzo asi vakabuda kuburikidza nechishuvo chekuda kupona uye nekutendera kubatsirwa. Chikomama bhigi chiya chinobva chati 'bvuma kubatsrika uye tsiurika.'

"Mazuva aya ndanga ndazvimanika mukasendiraini, mativi ose kufamba uchiziva kuti rimwe divi kune minzwa, rimwe unogona kudonhera mufenzi yevaridzi, kuti utarise mudenga ukunzwa dzungu, kutarisa pasi pane aita dope, ukasatarisa futi pasi unogona kuritsika," akadzungudza musoro Garikai.

Akaenderera mberi achinyemwerera achizvirova dundundu oti, "unotoita sewakudzidzira kufamba, uchadonha asi unosimuka, batirira pagumbo remubhedha, bvuma kusimudzwa, kambaira usagare pasi, hona nhasi ndiri pano. Ndini here uya uya wamaiti akumhanya bani? Ndini here uya uya aiona zvake ega siku nesikati? Ndini here uya uya airova chipoko raundi ribude kusvika rinyure? Ndaakugadzira bhutsu *from scratch* murikunzwa. Inini, chaiye. Pamaraini pangu pese vanhu vanga vakuzvivharira mudzimba vakaona ndichisvika. Asi nhasi, tarisai muone, ndini uya uya," akabva atamba kajaivhi achinogara pasi.

Vanhu vakaombera kufara vachiona vacho vakapfura nemo vachipupura kuti shanduko inowanika munhu ukachinja maonero, maramiro nemaitiro. Chimota cheRoad Show chakaidandaura wairesi chichinanaira nemuzvimana chakananga pazvitoro.

"Radio Hupenyu nhasi yakushanyirai, tine mibairo inopedza chando."

Kaviri mawedzi zimota reRoad Show rekuRadio Hupenyu wairinzwa rodhirima zvuva parinenge rorova nhongonya, vekuzvikoro vakunangawo kudzimba, vanotsvaga muriwo vakuenda kuzvitoro. Zvainyanya kurwadza vanhu vabva zera kuziva kuti ivo ndivo vane chitsvambe, asi vaakubata foshoro kufushira pwere dzichiri kutemwa dzinobva ropa haridzofanzirofa dzichisara. Kare vana vachatamba nhodo nemazai, penikura ichiita hafu peni, Tarino ichinwiwa pawadira, Ambi ichakwapura matama, kutaundi kuchiendwa neAtiku, kwaisava nemadhunamutana akadai. Mazuva iwayo, vabereki vaitoyeva mapudzi avo ari mumunda, ikozvino, kashizha kakangotwasanuka, kakutoti kasimba, zuva rimwe, repiri, retatu, ndiye pfa pfa pfa, nekusvava ipapo, wanike muvhu kubu, paro patopera. Vabereki vosara vakatarisa pasi padya. Iyi ndiyo inonzi shuramatongo. Hosha inonzwisa hasha kune vanopepa asi vanodzamirwa nenyasha kuti vasaite ukasha asi kuita shasha pakuvakiridza uyo ava kudzidziuka kubva muhurwere. Ramangwana ririkutopera rakacheka nyika. Vana kudyiwa vakasvinura havo sematemba nemangemba. Mutoriro uchiti uchiita mutorododo wemadororo mukanwa mevana vakatosenga kare mitoro yenyika. Vanasorojena vakaona zvakakodzera kuisa misoro pamwe vaite chirwirangwe chebere kudzinga mhere yaiva muberevere mavo. Kurwisa mhepo kunonetsa kuti hauone kuti yaenda kupi irikubva kupi. Zvakafanana nekuteya nzou neriva. Vakuru vakazeya vakaona kuti dambudziko ranyanyosunda vana kupinda mukanwa meshumba inhamo dzenyika dzakaimbwa nemuimbi. Vakabvumirana kuti pachinzvimbo chekurwisa mhepo yavasingaoni, zvaiva zvirinani kusuduruka hozvivharira musina dutu. Uchifunga kuti imhepo irikufefetera ichienda, wanike yanganduka yatova chamupupuri, nenguva isipi, yava dutumupengo, mukubwaira kweziso, yati ziii kudzikama, iwewe woti zete. Ichiita seirikukubhabhadzira waranyanu, yapidiguka yava nehasha yakoka mvura nemheni yatova zidutumupengo rinokukura chese chiri munzira mayo. Varume, hapamirike pakadaro, kunozodoka woimbirwa nemadzimai enzanga, *"mumureverere, mumureverere, mumureverere,"* vakomana vachiimba, *"ndimi makauraya hazvina mhosva, pahukama."*

* * *

Ukuwo amai Kamuchacha vaibva vashemaira vachiwacha vachiimba rwiyo, "zvaiwana ngwarati, haa ndezve meso, vanonzwa here vana vemazuvano?"

"Weduwe, chawana hama hachisekwe, futi hapana chinosekesa apa. Vamwe varikuti heee Garikai aiganza saka zvaiwana ngwarati, imika," vakapeta maoko vachitaura mai vake.

Gogo Meza, mai vamai vaGarikai vakabva vaidairirawo vachitsinhira mashoko emwana wavo, "chawana mzako chapita, mawa chili kwaiwe, vaudzei vana ava."

Kazhinji murumo wevakuru hauwiri pasi uye panorangwa mwana wamambo muranda teerera. Zvino vazhinji vanoona sekuti nhamo yeumwe hairamwirwe sadza vachikanganwa kuti hupenyu ivhiri hunotenderera. Ko rume rimwe rakambokomba churu here, zvimwe zvinoda kubatsirana iazvi, muchigamhana. Zuva nezuva rine zvaro, mangwana nhamo tsvuku iyoyi inomuka yava kwako. Dambudziko rawira mhuri yaGarikai rakatekeshera mativa mana ose zvawo. Dr. Mike vakatoona kuti vakasabatsira munharaunda dzavo, dunhu rinoparara kunze kwakakti ngwee. Zvinorwadza, zvinogumbura kuwona munhu achipinda mudziva rine ngwena akasvinura. Kuzvipinza muna taisireva. Muchero wekuba wagara unotapira, asi kana wopazha, unoti baba nemuridzo.

Sahwira wababa vaGarikai, Uncle Izzy vakamiramira vachisimbisa shamwari yavo panguva yakaoma iyi. Vakatsidzazve kubatsira Garikai kunobvisa mombe yekutenda kumba kwanaTendai. Kuwana munhu anofamba newe mumupata werufu hakuzi nyore. Ukuwo vaya vaivhunza kuti sei muroora aisasvipa vakanyararidzwa naUncle Izzy nagogo Meza. Maromgero anosiyana mhuri nemhuri. Sahwira ava ndivo zvakare vekumisa mamonya paya vaida kumumhitsura kuti vanomusiya kumapurisa. Vaiti ngaasungwe kuti adzidze kuti zvakaipa zvaanoita. Uncle Izzy vakagarisa mamonya aya pasi vakavapa kokora. Vakavatandadza vachibvira nenyaya yavo kure, bvavazosvika pamongo, vakasiya vaine mubvunzo mukuru."

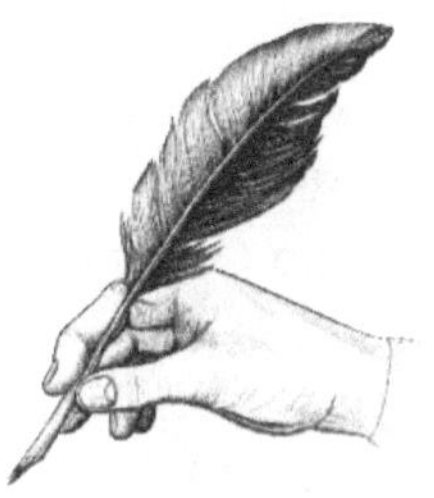

Chapter 9

Mai muvhungeri vakaparura chirongwa chedzidziso, kukurukura nekuwanisa mukana wekutaura pachipesa kune vakasununguka kutururura nyaya dzavo kwavari nevamwe vemuchechi. Mazuvano kakawanda uchinzwa kuti baba vekuseri vadonha, mai vanotengesa bonongwe vangodonha asi vaisarwara. Kurwara kunenge kuripo, vazhinji varikufamba vachirwara kwete panyama, asi papfungwa sekuti dzakaremerwa. Zvakafanana nendandi, inenge ichtatamuka kusvikira painokurirwa yoti pa. Ndozvakaita vanhuwo, pfungwa dzinowandirwa zvovhiringa mafambiro akanaka emumuviri kusvika pazvinozogara dare kuti hatichazvikwanisa, BP shutu, munhu pasi dhi, dzimwe nguva ndiko kutoenda, vamwewo vanowoma mitezo. Kune vamwewo vanobva vagumirwa vozvigurira hupenyu hwavo. Zvino kana uchiwana wekuturira mutoro uchiwana mamwe mawonero nemafungiro, pfungwa dzinonyevenuka izvo zvinoitawo kuti mukati, ropa nezvimwewo zvishande pasina mhingaidzo. Muchirongwa ichi, munhu wese aipihwa mukana wekutuarawo maringe nezvaakasangana nazvo mukushandura hupenyu kubva kumatope ezvinodhaka. Kumisangano iyi kwaiuya vanhu vakavhengana, vamwe vaiva vachengeti, variritiri, hama neshamwari dzainge dzasangana nedambudziko iri uye kuti dzakakunda sei, kana kuti dziri kuda kusiya nemhaka yei. Zvimhingamupinyi zvavaisangana nazvo zvaicherechedzwa, vanhu voita chir-wirirangwe kufunga kubatsira nemazano anovaka. Mazano anorerutsa mufambo wacho. Rwendo rwacho aiva materu sekuti kukwira gumo hupoterera, asi kumugumo kuine pundutso. Kuere kwegava ndokusina mutsubvu, Garikai ainge achivavarira kuzogarika muhupenyu hwaanga aposhera mumatakanana. Zvichirema zvichirwadza aishingi-rira. Kana nekunonaya , mabhanan'ana achipishana, aitoda kuenda chete kuboka rake. Aitozomiswa nemudzimai wake amunyengetdza.

Jing Lee Jing Xo, Dr. Sora, Dr. Mike nevamwe varidzi vemabhizimusi vemuFio vakabatana neChigubhu Road To Fame Roadshow kuparura chirongwa chinonzi Chigubhu Speak to Change Roadshow icho chaizivisa nekudzidzisa kuburikidza nemakwikwi emadhirama, kuimba, kutamba nekudetemba maringe nekuwonesana nzira dzinowanisa rubatsiro munyaya yekurerutsa rwendo rwekusiya zvinodhaka. Vanhu vagara zvekuhwina vanozvifarira saka chirongwa ichi chakaita mukurumbira nenguva dikisa, zvekuti chakatozotekeshera kumamwe marukisheni nemadhorobha. Garikai, semunhu aida zvehushamarari, akapihwa basa rekudeedzera pachirongwa ichi uye aifara kwazvo kuti waiva mukana wekuyambira abii ake dam-dudziko ravanopa mhuri dzavo kana vachiisa huoenyu hwavo mumaoko etumbwa kana guka. Bhutsu aigadzira zvake asi akange oitawo zvaishuvira. Dr. Sora vakamubatsira kutsvaga nzvimbo paHarare School of Music kuti avandudze ruzivo rwebasa rake.

Garikai aiva pachirongwa chaaiparura kaviri pamwedzi cheSpeak to Change. Musi uyu aiva nemufaro wakawedzerwa sezvo Tendai akamuudza kuti aiva atsika mwedzi. Garikai akavimbisa kuva baba kwavo, vanechinangwa nehupenyu. Nhau iyi yakamupa simba rakanyanya neshungu dzekushingaira kuita zvakanaka. Akataura kuti pahupenyu hapadi gundamusaira. Aishamara-ra aina Baba Harare avo vaiva muenzi musi uyu kuzoch-enjedza nekukurudzira vanhu zvakanakira kutaura kana waremerwa wakatarisana nedambudziko rekuchengeta uyo anotora zvinodhaka. Pakupeta chirongwa, Garikai akaridza nziyo dzaiti, "Better Must Come, Break Free, Todii, neKwaita Mabasa.

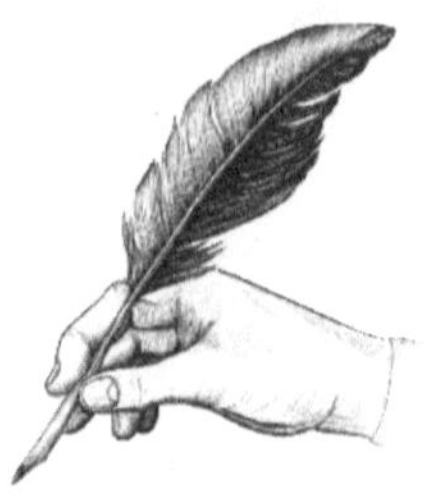

References

Mathew Nyashanu, Michael Brown, Ticahaenzana Nyashanu & Diana Frost (2023) Exploring treatment barriers on the use of crystal methamphetamine among young people in Harare, Zimbabwe, *Journal of Substance Use*, DOI: 10.1080/14659891.2023.2173097

Prochaska, J. O., DiClemente, C. C., & Norcross, J. C. (2013). Applying the stages of change. *Psychotherapy in Australia, 19*, 10–15.

Scannell C. Voices of Hope: Substance Use Peer Support in a System of Care. *Substance Abuse: Research and Treatment.* 2021;15. doi:10.1177/11782218211050360

Zimbabwe Civil Liberties And Drug Network. (2021). *Exploratory Study On Prevalence, Challenges And HIV Prevention Among People Who Inject Drugs In Mbare, Harare.*